新潮文庫

新版 チェルノブイリ診療記

福島原発事故への黙示

菅谷　昭著

新潮社版

9240

新版に寄せて――福島とチェルノブイリ

放射能が奪った命

二〇一一年四月二六日、チェルノブイリ原子力発電所の事故から二五年が経過した。ベラルーシ共和国の子どもたちの甲状腺《こうじょうせん》ガンの多発は、事故後一〇年目のピークを過ぎて落ち着きをみせているものの、放射性物質で汚染された地域では早産や未熟児、さらには低出生体重児、あるいは異常分娩《ぶんべん》が増加しており、併せて子どもたちの免疫《めんえき》能力の低下のためか、風邪をひくと治りにくいとか、繰り返しやすい、また原因不明の上気道感染といった様々な問題が今もなお続いている。原発史上、最悪の事故の影響は、四半世紀もの時を経ても決して消え去っていない。

私は信州大学医学部での職を辞し、一九九六年から二〇〇一年まで、チェルノブイリ原発があったウクライナに隣接するベラルーシで、内分泌《ぶんぴつ》外科、とりわけ甲状腺外科の専門医として医療支援活動に従事した。放射線被曝《ひばく》の影響を受けて甲状腺ガンに罹患《りかん》した子どもたちを治療することと、現地の医療水準を国際的レベルにまでひきあげる一助となれば、という切なる願いからの行動だった。汚染地での五年半に及ぶ医療活動を経験する中で、私は核というものがどれほど恐ろしいか身を以《もっ》て知ることとなった。

天の恵み、地の恵みとともに家族と平穏に暮らす故郷で、親が与えるものを食べ、豊かな大地に身を委《ゆだ》ねて生きる子どもたちが、原発事故のために理不尽な形でガンになってしまった。自然発生ガンならまだしも、事故の影響によりガンを発症した子どもの肌にメスを入れる自らの行為は、今思い出しても辛《つら》い体験だった。医療者それぞれが最善を尽くしたにもかかわらず、なかには救えない命もあった。

「もっと生きたい」――そう願う子どもたちが、目の前で死んでいかざるを得なかった。そして、親たちは「あの時、外で遊ばせなければ……」「あそこで、キノコを食べさせなければ……」と深く後悔し、一生、自らを責め続ける。放射能による災害は、子どもたちとその家族全員の人生を容赦なく痛めつけ、苦しめ、同時に生き方そのものに計り知れない負の影響を及ぼしたのだ。

こうした経験を持つだけに、この度の福島第一原発の事故が起きた直後から、「これは第二のチェルノブイリになるかもしれない」という嫌な予感といい知れぬ不安を覚えた。

だが、国の初動の経過からは、まったく危機感を感じることができなかった。政府や経済産業省の原子力安全・保安院、そして事故の当事者である東京電力からも、最悪の事態を想定した上で先手を打って対策をとるような危機管理の姿勢は見えない。残念ながら、国民の立場でものを考えているとは思えなかった。

国家の最も重要な使命は国民の命を守ることである。果たして、この認識が政府にあるのだろうか？　最優先されるべき事柄が、なぜか欠けているように思えてならないのだ。

政治家や官僚、あるいは研究者は、「統計」や「集団」という形で物事を考えたり処理しがちだ。だが、チェルノブイリでの経験から私が強く願うのは、目を向けるべきは、個々のケースであるということだ。たとえ、統計上は甲状腺ガンの致死率が他のガンに比べて高くないとしても、現実には病と闘う子どもがいて、時に命を落とす子どももいた。本人の辛さや悲しみ、家族の切ない思いを目の当《ま》たりにすると、ひとりひとり、個々の命こそが大切であることを改めて痛感する。机の上で何をどう分析しても、命を失う痛みはわからない。

政府の発表を聞いていると、「（検出された放射能は）ただちに健康に影響を与えるレベルではない」といった言い方が頻出する。これは嘘《うそ》ではないかもしれないが、国民が必要とする情報をすべて提供しているかといえば、そうではない。情報を小出しにすれば、かえって疑心暗鬼を招くだけだ。

まさに、自国の政府を信用できないくらい惨《みじ》めなことはない。

初めてチェルノブイリ原発の近くまで行ったのは一九九一年のことだった。事故から五年目。まだソ連邦は崩壊しておらず、ウクライナもベラルーシもソ連共産党の支配下にあった。後に暮らすことになるゴメリ州の州都ゴメリ市に行った時、駅近くのホテルの前でガイガーカウンターを出して放射線の量を測っていると、現地の人々が続々と集まってきた。

「放射能はどのくらいあるのか」とか、「プラウダ（真実）を教えてくれ」と、口々に尋ねてくる。中央政府の発表は信用できないから、外国の専門家からの情報が欲しいのだという。さらに、私が日本からやってきた甲状腺の専門医だとわかると、子どもを連れてきて「異常がないか診てくれ」とも言う。

福島第一原発の事故が起きたあと、日本でも似たような状況が生まれた。日本政府が原発から二〇キロ圏内を避難地域と規定したのに対し、アメリカ政府は八〇キロ圏内の自国民に避難を勧告し、スイスやドイツ、フィンランドなど数カ国が大使館機能を東京から西日本に移した。フランスも地震発生直後から自国民の帰国を呼びかけた。こうした諸外国の対応を見て、日本人が「政府の言っていることは信用できるのだろうか」と疑ったとしても無理はない。

大切なのは、事実を伝えることだ。隠したり、小出しにするのは逆効果でしかない。国民は政府が考えるよりはるかに賢い。耳が痛いニュースを聞けば一瞬驚くかもしれないが、事実を知れば冷静に行動することができる。

ある意味、ガンの告知に似ているかもしれない。当初はショックを受けるし落胆もするだろう。でも、真実があってこそ、人は次第に立ち直ることができるものだ。

警戒すべきは「内部被曝」

これから日本全体が長期にわたって注視、そして警戒していかなければならないのは、「内部被曝」の問題だ。

事故発生以来、福島第一原発から漏れた放射性物質の量を、レントゲン検査やCTスキャンを受けて浴びる放射線に比べて少ないから、「安心」だとか「安全」だとか語られているが、これらは体の外から放射線を浴びる一過性の外部被曝の話。これに対して、塵《ちり》のように浮遊する空気中の放射性物質（核分裂生成物）を吸い込んだり、露出した皮膚（粘膜や傷口）を介したり、汚染された食品を食べて体内に放射性物質が入って、細胞や組織単位で持続的に被曝するのが内部被曝。

なかでも問題が多いのが、汚染食品からの被曝だ。放射性ヨウ素（ヨード）やセシウム、ストロンチウムなどといった放射性物質が付着したものを食べると、胃や腸から吸収されて血液中に入る。そして通常の場合は、放射性ヨウ素は甲状腺に、セシウムは全身の筋肉に、ストロンチウムは骨に入ってそこに留まり、害を及ぼすことになる。

何年か前に、こんなことがあった。私共のＮＰＯ（非営利団体）「チェルノブイリ医療基金」が、周産期医療の研修目的でベラルーシから招いた若い女性医師が、長崎を訪れた機会に体内の放射性物質を検査してもらった。チェルノブイリ原発事故が起きたのは、彼女が七歳か八歳の時のこと。以来、軽度の汚染地域で育った彼女は、医師でもあるので、汚染された食品をできるだけ口にしないよう注意深く生活してきたつもりだった。にもかかわらず、彼女の体からは高濃度のストロンチウムが検出された。

放射性物質が体内に取り込まれると、核種により飛程の短いアルファ線やベータ線などによって、細胞は放射線を浴び続けることになる。だから、たとえ微量の内部被曝であっても甚大《じんだい》な影響を受ける可能性は否定できない。その女性医師は、自らの体内の放射性物質の蓄積を知って強い衝撃を受けると同時に、将来の結婚や出産をどう考えるべきか、頭を抱えていたのを私は今も鮮明に記憶している。

それぞれにトラブルを抱える福島第一原発の四つの原子炉がすべて安定的に冷却され、放射能が漏れ続ける状況を一刻も早く止めない限り、放出される放射能の累積は確実に大きくなる。すでに、福島の事故はチェルノブイリと同じ「レベル7」という最悪の事態と認定されており、外部に漏れ出る放射能の総量も最終的にはチェルノブイリを超える危険性すら指摘されている。

まさに祈るような気持ちで、早く放射能漏れを止めて欲しいと願うが、もしも事態が長引くならば、程度はともかく、大気や水、土壌、そして食品の汚染が東日本全体に広がってしまう事態も覚悟せざるを得ないかもしれない。風が運んだ放射性物質が雨などで落下し（放射性降下物・フォールアウト）、水や土壌の汚染が広がり、加えて、そこで栽培される野菜や、草を食《は》む牛が出す牛乳が汚染される。海洋の汚染もすでに起きており、小魚から大型の回遊魚へと、食物連鎖に伴って放射能は濃縮され蓄積は大きくなっていく。

チェルノブイリの事故後、ベラルーシで小児（一五歳未満）の甲状腺ガン患者が増加しはじめたのは事故から五年後のことで、患者数がピークになったのは一〇年後のことだった。内部被曝がもたらす弊害は、後になって明らかになる。

とはいえ、大変頭の痛い問題は、実は内部被曝の実態が未《いま》だ十分科学的に解明されていないことである。体内に取り込まれた各種の放射性物質がどのような体内動態を示すのか、「人体実験」でもしない限り証明することはできないからだ。だが、チェルノブイリ事故後一〇年以上経過して、ゴメリ州のような高度汚染地域で子どもの甲状腺ガンの発症率が一〇〇〜一三〇倍に跳ね上がったことは紛れもない事実だ。

いずれにしても、放射能災害に対する安全対策に「やりすぎ」はない。取り返しのつかない事態を招くくらいなら、やりすぎる方がはるかに勝っていると思う。内閣府の食品安全委員会に参考人として呼ばれた時も、食品の放射能汚染の基準値を決める際には「子どもや妊産婦の命を守るために、基準は厳しい方に置いたほうがいい」と進言した。成長期にある乳幼児や子どもの甲状腺は、成人に比べて放射性ヨウ素の影響を受けやすい。チェルノブイリでも影響が最も顕著に現れたのは一五歳以下の子どもだった。このことは、セシウムやストロンチウムなど、他の核種の放射性物質においても同様と推測される。

だから、微量でも明らかに汚染されている水や食べ物は、できれば子どもと妊産婦は避けた方が賢明だ。

とにかく次代を担《にな》う子どもたちの健康を守らなくてはならない。それは、私たち大人の責任なのだから。

ただ、食品の放射能汚染の安全基準を厳しくすることで出荷制限が増えるとなると、私自身、自治体の長としては葛藤《かっとう》もある。手塩にかけた野菜や獲《と》った魚を出荷できない生産者の痛みを十分理解できるから。それでも、医師としての立場からすれば、わずかでも汚染された可能性のあるものは、子どもは口にしない方がいいと言うほかはない。生産者の皆さんが、自分の子や孫のことを考えれば、どのような判断を下すであろうか……。もちろん、生産者に対する補償などは、国が責任を持つことは当然の話である。


いま私は、残念だけれど、どんなに辛くてもチェルノブイリの話をするしかないと思っている。チェルノブイリの不幸な経験が日本で役立つのは、ある意味、とても切ないことではあるのだが……。

チェルノブイリ原発事故が起きてしばらくの間、ソ連中央政府は放射能漏れ事故が起きた事実を伏せていた。学校の生徒を含め、人々は何も知らず、五日後に迫ったメーデー（五月一日）のパレードの練習をしていた。放射性物質を含んだ雨が降るなか、傘もささずに行進した。後に、汚染地の住民は「この国ではメーデーは人命に優先するのです」と漏らした。そして、何も知らされない子どもたちは森で遊び、イチゴを摘んで口にした。家族と一緒にキノコを採って食べた。放射能には味もなければ臭《にお》いもない。これが一番の恐ろしさだ。

実は、これと似たことが福島でも起きているのではないだろうか。

一号機と三号機で水素爆発が起きた三月一二日から一四日を中心に、事故発生直後の数日間にかなりの放射性物質が放出されているはずなのに、どこにどのような核種がどのくらい飛散したのか、どこがどれくらい汚染されたのか、未だに詳細に公表されていない。当時まだ避難していなかった、原発から二〇キロ圏内の人たちがどのくらい放射線を浴びたのか、そこにいた子どもや妊産婦たちはどうだったのか、ヨード剤を内服させたか等々、実態を示すデータが全く明らかにされていない。本当はこうしたデータを明らかにして、長期にわたってモニターしていかなければならないはずなのに。

状況の許す限り、私自身、避難している人たちのもとに駆けつけて、チェルノブイリの事実を伝えたい。驚かすためではない。ただ、こういうことが実際にあった、という事実を伝えたい。

いまは「お返しの人生」

チェルノブイリでの五年半は、私にとって生き方の軌道修正をする転機だった。命をかけた闘いをする子どもたちと向き合い、同時に自分自身の死についても考え、結果、「生きる」ということに対してなぜか素直になることができた。恐れることなく、遠慮することなく、感じていることをダイレクトに言えるようになった。その上、心の底から「いつ死んでもいい」と言えるようにもなった。

私にとって学生時代が「修学の人生」、医師になってからが「就労の人生」だとすると、ベラルーシでの生活以降は「お返しの人生」だと思っている。ベラルーシでの五年半の滞在で、信州大学の退職金一一〇〇万円は使い果たしてしまったけれど、金では買えない貴重な体験をした。そして、その後も思いがけない展開が続いた。

私の運命は本当に不思議だと思う。医学部の最終学年を前にした時、母を亡《な》くしたのだが、臨終の時、隣にいた叔母にこう言われた。

「実は、おまえのお母さんは、おまえが生まれたときに占いにみてもらったんだよ。すると、占いの人に『この子は四三歳で死ぬという卦《け》が出た』と言われて、お母さんはとても気にしていたんだよ」

後から考えると、その四三歳の時というのは、私が生まれた年が一九四三年であるので一九八六年となり、奇《く》しくもチェルノブイリ原発事故が起きた年だった。だから、何となくチェルノブイリには「運命に連れてこられたのかな」という気がしたものだった。

帰国後、長野県に衛生部長として呼ばれ、さらに市民の皆さんに推されて思いがけず松本市長の職に就いた。初当選の記者会見で、「本日の午後入院して、二日後に胃ガンの手術を受ける」と公表することになったが、手術後十一日目に初登庁し、それ以降休むこともなく、幸い今日まで元気に公務を続けてくることができた。

本書は一九九八年、ベラルーシのミンスクにいる間に書いたもので、私がなぜベラルーシに向かったのか、そこで何を体験したかを綴《つづ》ったものだ。ベラルーシの医療事情は当時に比べればかなり良くなっているが、冒頭記したとおり、原発事故の悲劇は現在も周辺地域に暗く重い影を落としている。汚染による健康被害の状況は今なお進行しつつある。

対応を誤れば、チェルノブイリの姿は「明日の日本」になってしまうかもしれない。

そんな事態を避けるために、私の経験が少しでもお役に立つならば、これに優る幸せはない。

二〇一一年四月

目次

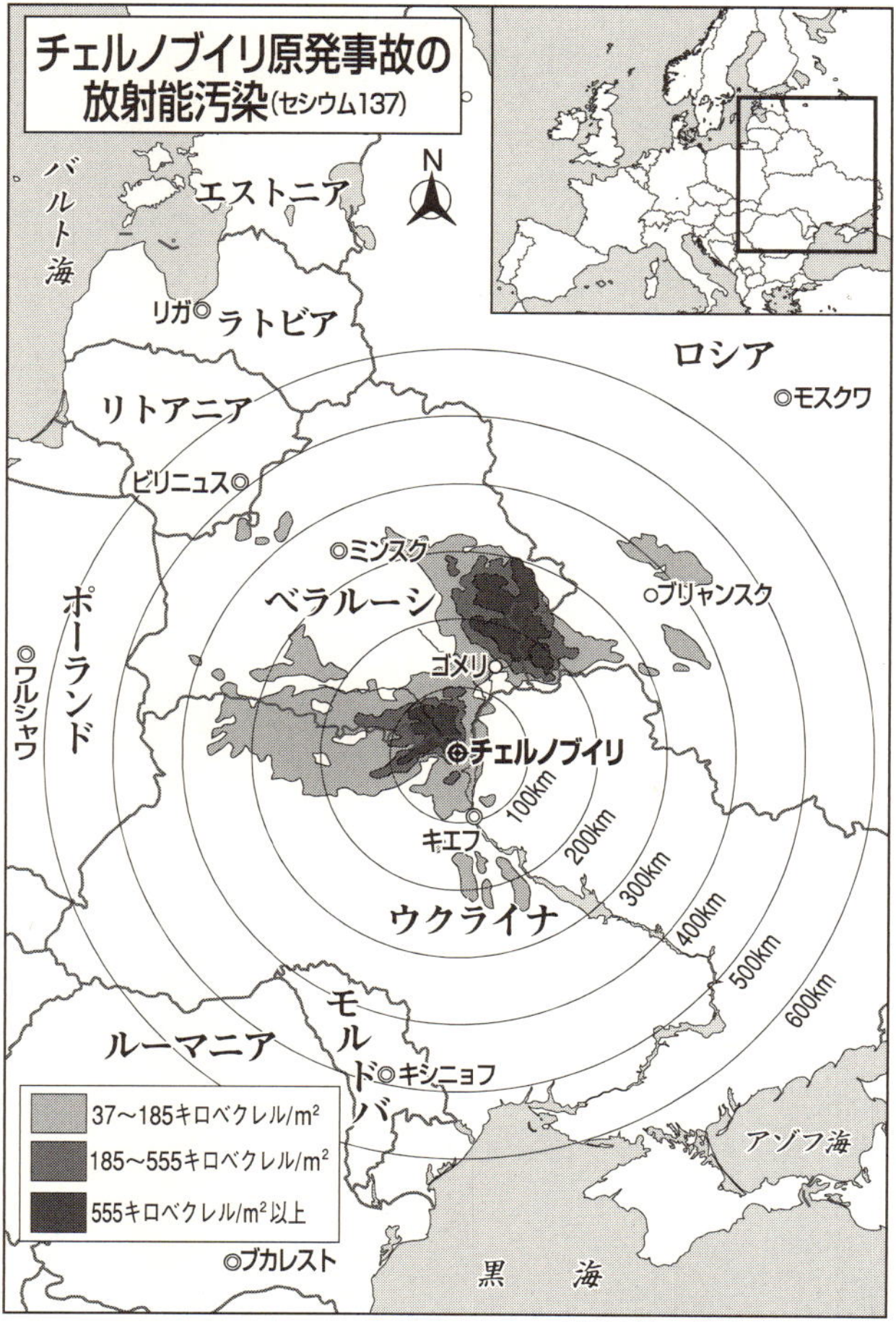

地図制作：綜合精図研究所

新版　チェルノブイリ診療記

福島原発事故への黙示

はじめに――ベラルーシの夕陽

「この国に骨を埋《うず》めるのもいいかなあ」

果てしなく広がる豊かな大地によって形づくられた地平線の彼方《かなた》。一日の終わりを告げるように、真紅に揺らぎ悠然と沈みゆく大きな夕陽。茫漠《ぼうばく》なれど、ひどく神秘的な光景を目《ま》のあたりにしたその瞬間、私は感傷とも旅情ともつかぬ心の震える思いに引きずりこまれた。

一九九一年三月。チェルノブイリ原子力発電所の事故で、高度に汚染されたベラルーシを、初めて訪れたときのことだ。検診や視察など、目的としたすべての日程を無事に終え、そこに住む親切で純朴な人々に別れを告げ、現地を去る途中で遭遇した光景だった。山国育ちの私は、地の果てに沈んでいく太陽を、これほど間近に見ることなど一度も経験がなかったので、ことのほか感激に胸が高鳴った。しかもそれは、汚染大地への憂愁と重なり、よけい鮮烈な印象を受けたのだ。

一九八六年四月二六日未明、旧ソ連ウクライナの北端に位置するチェルノブイリ原子力発電所の四号炉が、全世界を震撼《しんかん》させる空前の大爆発を起こした。事故当時の気象状況により、風下にあたった北隣のベラルーシを中心に、ウクライナ、ロシアの各地に甚大《じんだい》な被害がもたらされた。そして放射能汚染は世界各地に広がり、まさに地球規模による原発史上最悪の大惨事となったのである。爆発炉より放出された大量の放射性物質。この、見えない、臭《にお》わない、味もしない恐るべき放射能によるさまざまな影響は、これから先、際限もなく続くであろう。

高度の汚染に見まわれた地域に今住んでいる人々、いや、住まざるを得ない人々、とりわけ大人社会の身勝手さと不条理によって、先々に思いもかけぬ悲しみや苦しみを背負わされた多くの子どもたちは、これからどんな一生を送ってゆくのだろうか。予想もつかぬ運命に翻弄《ほんろう》されながら、あの忌《い》まわしい被災地に生きる幼き命を、このまま放っておいてよいわけはない！

何かをしたい、何かをしなければというやむにやまれぬ衝動にかられるのは、人の子の親であれば、誰もが感じるごく当たり前の心情ではないだろうか。われわれは同じ地球に生を享《う》け、自分の意志とは関係なく、ただ異なった国という環境のなかでそれぞれ生活しているだけではないか。広大無辺の宇宙から見れば、地球も数ある惑星のなかのひとつにすぎない。そう、われわれは地球人なんだ。少しずつでもよい。今こそ、国と国の境を越えた援助の輪を広げてゆく必要があるのではないだろうか。それぞれが自分のできる範囲で、何らかの行動を起こしてもよいのではないか。

柄になく、そんな思いが私の頭をかけめぐっていた。

わずか二週間。束《つか》の間《ま》のベラルーシ訪問は、私のこれまでの生き方に、新たな強烈なインパクトを与えてくれた。

そして、ここから私の生きがい探しの旅は始まったのである。

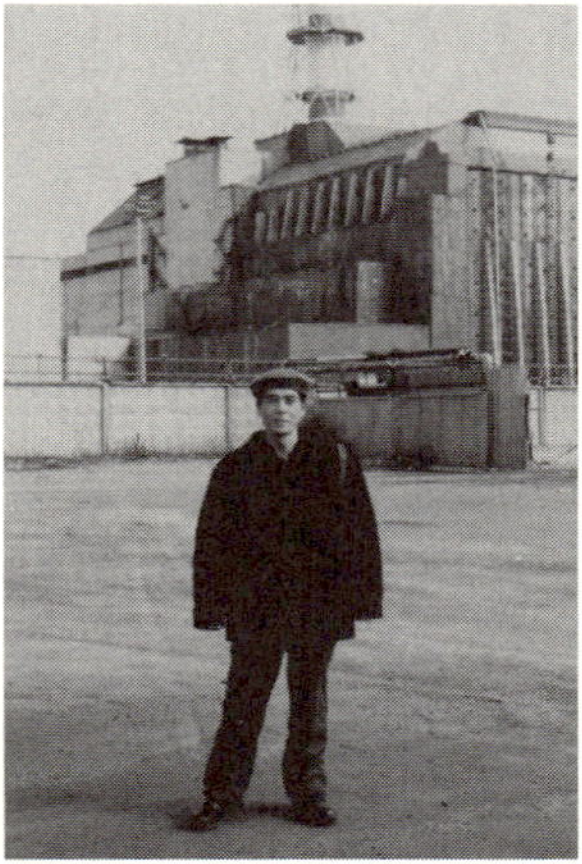

チェルノブイリ原発 4 号炉前にて
(1991年 4 月)

一決意

私が医者になった理由

私は一九四三年の晩秋に、信州の田舎町の開業医の家に、七人兄弟の末っ子として生まれた。父は三代続く内科の医者だった。

田舎の開業医として、父親は子ども心にも驚くほどよく働いていた。朝早くから診察をし、夜は一〇時くらいまでオートバイに乗って往診に出かけて行く。年中ほとんど休むこともなく仕事にあけ暮れていた姿は、今なお強く脳裏に焼きついている。そんな家庭環境のため、日ごろ父とゆっくり言葉を交わしたり、ましてどこかへ出かけるなど到底無理な話であった。でもむしろ、私にとってはその方が気楽だった。さらにありがたいことには、たくさんの兄弟の末っ子だったので、あまり干渉されず自由に生きてゆけた。

中学に入学したとき、学校で配布された家庭調査書のなかに、将来の希望を記載する欄があった。小さいころから野球少年だった私は「プロ野球の選手になりたい」と書きこみたかったが、家の者たちは反対だった。「プロ野球」と書くのは、当時の田舎町ではまだ奇異なことであり、少なからず世間体もあったのだろう。

今となってはその欄に何を記入したか、まったくおぼえてはいない。しかし、中学高校ではどこかへ押しやられていた野球願望を、信州大学医学部に合格したあと、すぐ果たすことができた。自らの意志で硬式野球部に入部し、だれにも文句を言われず野球に没頭できるようになったのだ。積年のうっ憤を晴らしたかのように、このときの感激は今も忘れない。

さらに在部中は、全国の医学生による体育大会で二度優勝する幸運にも恵まれた。医学部専門課程二年生のときには、創部以来初めての優勝を、そして自分が主将であった三年生のときにも、連続して優勝の味を経験できた。もし、中学高校時代にもう少し本格的に野球をやっていたら、もっと違った人生が展開されていたのではないかと、今でもときどき思う。

私は積極的な理由で、医者になろうと考えたことは一度もなかった。もちろん家族の誰ひとりとして私に勧めたこともない。それぞれ外科医になった三人の兄たちが、苦労と努力を重ねながら先行する様子を見てきたけれど、どうしても医療従事者になろうと、強烈に心を揺り動かされるような経験は、正直言ってなかった。

結局このような生活環境のなかで、少年時代を平々凡々と過ごしているうちに、い

つの間にか、

「医者にでもなるかなあ」

と、極めて曖昧《あいまい》に進路選択をしてしまったのである。その意味では動機もひどく不純で、将来についてあまり深く考えもしなかった自分を情けなく思う。

一九六二年春。私は松本市にある信州大学医学部に、少しばかりの理想と淡い期待を抱いて入学した。以後六年間という長い学生生活を、自然環境に恵まれたこの地で過ごした。曖昧な進路選択ではあったが、漂泊の夢と現実の狭間《はざま》に身を任せながら、自分なりに考え、燃焼し、人知れず悩み苦しみ、私の人生において、もっともみずみずしく輝いていたかけがえのない青春時代だった。

大学での最終学年が近づくにつれ、私は職業人としての将来像について少しずつ考え始めた。

「いい臨床医になりたい」

単純な願望ではあるが、そんな漠然とした夢を描くようになっていた。

しかし、医学部卒業を前にして、私の周辺には、当時の社会的政治的な混乱の波が、大きなうねりのごとく押し寄せていた。葛藤《かっとう》の末、信州をあとに東京へ出た。

聖路加国際病院における医療者としての生活体験は、その後の私の生き方にさまざまな意味で影響を及ぼしている。三年間の外科研修のあと、私は母校に戻って外科学教室に入局した。恩師、降旗力男教授のもとで、自分がとくに興味を持った甲状腺学《こうじょうせん》の臨床や研究の道に全精力を注ごうと決意したのである。

チェルノブイリとの出会い

私がチェルノブイリと直接の関わりを持つようになったのは、まったく偶然のことである。

四〇歳を過ぎたころ、自分の死について多少時間をかけてあれこれ考えたときがあった。そしてそのことを契機に、現実のあまりの忙しさに追われながら、無機的に反復する生活のなかにあって、

「何か大切なものを忘れかけているのではなかろうか」

ふつふつとそんな疑問がわいてくるようになっていた。

たしかに大学の医療機関という白い巨大な建物のなかで、自分の専門とする領域の仕事にひたすら身を投ずる生活にも、それなりに意義を見いだすことはできる。大学にいる人間として、特別の支障があるわけでもない。しかしその一方で、私の現在歩

んでいる道が、医師になりたてのころに漠然と描いていた、患者さんから「診てもらってよかった」と言われる医者になりたいという医療人としての姿勢を、果たして保ち続けているか。そう顧みたとき、「否《いな》」という答えが自分の内側から聞こえてきた。なぜかはわからないが、いつしか本来の道筋から逸脱し、あらぬ方向に動き出している。そう思えてならなかった。

私はあまり信心深い人間ではないが、もし自分が死を迎えたとき、過ぎし日の来しかたをどのように回想しながら黄泉《よみ》の国に旅立ってゆくのであろうかと、自問自答してみた。

ゆるやかに、静かに迎えることのできる死であれば、ささやかな反省と後悔に包まれながらも、そこにもっともらしい理由と自己弁護を加えて、

「精いっぱい生き、満足した人生だった」

などと、しおらしくつぶやくかもしれない。少なくとも自分の生涯をみじめであったとは思うことなく、満悦の表情をして目を閉じるだろう。

しかし、交通事故などで予期せぬ死が訪れた場合はどうか。たぶん私は、死のその瞬間に、不完全燃焼に終わったこれまでの人生を無念に思い、悔やんでも悔やみきれずに夢遊病者のごとく死後の世界を彷徨《ほうこう》するだろう。これは確信を持って認めざるを

得なかった。そのとき私はえも言われぬ虚《むな》しい気持ちに襲われ、狼狽《ろうばい》した。

地位とか名誉とかお金などは、たしかにある種の人々にとっては至上の生きがいなのかもしれない。だが、これらは単に生前の個人的欲望を充足する、砂上の楼閣のようなものであって、他者にとってはおそらく何の意味も持たず、真の人間評価の基準にすらならないだろう。最終的には個人の満足度で、一度しかない人生を歩むとするのなら、己がどう生きたかが一番重要なのではなかろうか。

それならば、少しでも自分の意に添った生を満喫する方が、より完全燃焼に近づけるはずだ。そんな私なりの答えを用意するに至ったのである。

では、これまでのただ忙しく無機的に反復する生き方を軌道修正するためには、自分はいったい何をいかになすことによって、多少なりとも満たされた生に浸ることができるのかと、しばし黙考した。

今日に至るまで、日本という世界でも異常なほど物質的に恵まれた環境のなかで、私は医療者として数多くの事柄を学ばせてもらった。それゆえに、そこで身につけた専門領域の医学知識や医療技術を少しでも生かす道を歩むのが、今の自分にとって最良の方策であろうと判断した。

チェルノブイリとの出会いは、ちょうどそんなころのことだった。

一九九一年の一月。いつものように、出勤前のあわただしい朝を迎えていた。時計代わりに何気なく見ていたテレビから、地元松本市に事務局本部をおく市民ボランティアグループ、日本チェルノブイリ連帯基金（ＪＣＦ）が、チェルノブイリ事故による放射能汚染の被災地で生きる人々に対し、医療救援活動に立ち上がった、というニュースが偶然流れてきた。胸にハッとするものがよぎった。

当時私は、チェルノブイリ原子力発電所で爆発事故があったことだけは、記憶のなかにおぼろげながら留めていた。しかし、それがいつのことか、その後の被害状況はどうなっているのか、さらには、チェルノブイリが旧ソ連邦のどの辺りに位置するのかさえ知らなかった。

この原発事故が、地球上の人間にとって極めて重大な意味を持っているにもかかわらず、私の現在の多忙な生活環境と直接関わりを持つとは思いもしなかったので、正直言ってほとんど関心がなかったのだ。もっとも、この不幸なできごとが、旧ソ連という秘密のベールに包まれた国で発生したことにも一因はあったと思うのだが……。

世界で唯一《ゆいいつ》の被曝《ひばく》国日本の、広島や長崎における放射能障害や後遺症については、今もなお多方面からの研究がおこなわれている。なかでも医学的立場からの専門的な調査・研究は、国家レベルでの協力を得ている。

私の専門である内分泌臓器《ないぶんぴつ》、ことに甲状腺や副甲状腺（上皮小体）に対する直接被曝の影響についても、これまで多くの学会でその結果が報告されており、論文も広く世界で発表されている。これらの情報は、その方面の専門家たちから深い関心を持って受け入れられている。

また、アメリカのビキニ水爆実験後に発生したマーシャル群島島民の、放射線被曝による経年的な甲状腺障害に関しても、多数の詳細な報告がある。それによると、とくに被曝線量の多かったロンゲラップ島住民には、甲状腺ガンの発生頻度が明らかに高い率で確認されていた。また、彼らのなかで若いときに被曝した人の大多数に甲状腺腫瘤《しゅりゅう》（しこり）が発生し、時間の経過とともに、その率は増加傾向にあることなどが報じられている。

このような科学的事実に基づいた過去の資料に照らしあわせて、チェルノブイリ事故による健康障害について考えてみた。この事故は今後おそらく甲状腺障害の著しい増加をもたらすだろう。甲状腺疾患の専門医としての職業的な直感もまじえ、近い将来発生し得る被害状況を、容易に推測することができた。

「私の専門知識が、少しは役立つかもしれない」

その瞬間、あたかも深山幽谷に濃くたちこめていた霧が、またたく間に晴れ上がるように、私の心は驚くほど軽くなっていた。それは私がチェルノブイリの救援活動に参加することを、何のためらいもなく決心したときでもあった。

その日のうちにJCFと連絡を取り、ひき続き、医療支援に関する活動方針や内容について綿密な協議を重ねた。二カ月後の三月には、早くもベラルーシ共和国ゴメリ州の高汚染地域を、甲状腺疾患の専門家として訪れたのである。

それ以降、信州大学に籍をおく間に、医学部を始め数多くの方々の協力を得て、この国に七回足を運ぶことになった。

このように、私がチェルノブイリ事故の医療支援活動に手を染めたのは、私個人の生き方を修正するための、はなはだ身勝手な行動であり、誠に恥ずかしい話ではあるが、そこには奉仕の精神とか、慈善とか、さらには高邁《こうまい》な思想など、いささかも存在しなかったことを正直に書き留めておきたい。

汚染地域での甲状腺検診

チェルノブイリ医療支援活動に関わるにあたって、医療の専門家としてまず最初に手がけなければいけない課題は、汚染地域において確実に甲状腺障害が増加しているか否かを、自らの手で科学的に検証することだった。そのためには、汚染地域の住民に対して、系統的な検診が不可欠である。私は大学医局の教室員に協力をお願いし、とくに放射能障害を強く受けやすい若年齢層に的をしぼって、甲状腺異常の実態調査を計画した。

調査を実施する地区として定めた高汚染地域は、ベラルーシ共和国ゴメリ州のチェチェルスク市である。ゴメリ州はベラルーシ国内でも最も汚染が激しく、かつ広範囲にわたる地域であった。チェチェルスクは人口二万二千人（事故以前は二万七千人だったが、事故後の移住勧告により減少している）の農村地帯で、セシウム一三七の放射能汚染地図によると、一〜五キュリー／平方キロメートル（三七〜一八五キロベクレル／平方メートル）の比較的軽度の汚染区域から、四〇キュリー／平方キロメートル（一四八〇キロベクレル／平方メートル）以上の極めて高度の汚染区域がいり乱れて存在していた。

一方、比較対照の非汚染地域としては、首都ミンスク市とゴメリ市とのほぼ中間に位置する、人口二〇万人のボブルイスク市を選んだ。この町は、事故当時の風向きや気象条件の関係で、幸運にも汚染被害を免れた地域であった。

このフィールドワークを実行するにあたり、とくに注目すべき点は、両市における風俗習慣や、食生活が極めて類似していることであった。通常、疫学《えきがく》調査がより科学的な信頼性を得るためには、このようなアプローチが必須《ひっす》条件なのである。

調査対象となる子どもたちは、それぞれの都市の執行委員会や病院・学校関係者の特別な配慮によって、一〇歳から一五歳まで（事故当時、五歳から一〇歳だった）の学童を選んでもらった。そして、チェチェルスク市では八八八名（男子四〇八名、女子四八〇名）、ボブルイスク市では五二一名（男子二二九名、女子二九二名）の児童に、系統的な甲状腺検診を実施することができた。

この一連の調査活動は、一九九一年の秋から翌年にかけ、三回にわたって実施した。検診方法は、甲状腺の触診、超音波検査、甲状腺関連の血液検査、さらに一日の尿中ヨード排泄《はいせつ》量の測定などの諸検査を組みあわせておこなった。

尿中ヨード排泄量の調査では、両市の病院関係者、児童やその家族の協力を得て、数日間の蓄尿を実施することができた。また、血液や尿に関しては、すべての検体（血液は血清として）を凍結保存の状態で日本に持ち帰り、多項目について詳細な検査をおこなった。これは、現地の医療機関にホルモンやヨードの測定機器もなければ、検査試薬もなかったためである。

これら異国での検診業務は、かなり大がかりな仕事だった。幸い教室の増田裕行君、麻沼和彦君、浜善久君らの若い医師たちが、汚染地でのボランティア活動であるにもかかわらず、労を惜しむことなく親身になって手伝ってくれ、本当にありがたかった。もちろん他にも数多くの方々の協力により、この調査活動がつつがなく遂行されたことは言うまでもない。

ここで、小児甲状腺検診の調査結果をいくつか紹介する。

もっとも注目すべき事柄は、超音波検査の結果だった。汚染地域チェチェルスク市の学童は、非汚染地域ボブルイスク市とくらべ、微小結節病変（非常に小さなしこり）などの病的所見が、約一〇倍という高い頻度で確認されたのである。これは、統計学的検討でも、明らかに有意の異常所見であった。現時点では、この小さなしこりが将来ガン化するかどうかは不明だ。しかしこの結果は、彼らに対し今後も定期的な経過観察を継続していく必要性を示唆《しさ》していた。また、これによって今回の検診対象ではなかった年代の子どもたちについても、近い将来、より広範囲の調査が必要であることが示された。

触診検査の結果からは、WHO(世界保健機関)の分類基準にしたがった甲状腺腫が、汚染・非汚染にかかわらず、両地域で明らかに高頻度で存在することが判明した(ただし、血中甲状腺ホルモン値などの明らかな異常は認められなかった)。

この実態調査では、もうひとつの重要な問題点が浮きぼりになった。

本調査活動を実施する以前から、ベラルーシ共和国一帯は内陸地であるため、ヨード摂取不足の可能性が予測されていた。ヨードは海藻などに多く含まれるため、海のないベラルーシでは必然的に食物中のヨードが不足してくるのだ。のちに述べるが、ヨード摂取量と甲状腺障害は深く関わっている。ヨード不足の地域は、地方病(風土病)として甲状腺腫(甲状腺全体が腫《は》れる状態)の発生頻度が著しく高くなるのである。

そして、その予測を証拠づけるために測定した尿中ヨード排泄量については、国際基準と比較すると、両市とも明らかに低いことが判明した。さらに興味深いことには、両市を比較すると、ボブルイスク市の方がチェチェルスク市よりも著しくヨード摂取不足である事実が明らかになった。これは事故後の行政指導によって、汚染地域の子どもたちに対しては、無機ヨードの摂取が奨励されたためであろう。とはいえ、汚染地域でも事故以前は非汚染地域と同様に、ヨード摂取不足状態であったことが推測された。

放射能汚染による甲状腺障害は、これまでの多くの報告によると、被曝後一〇年以上を経過してから増加している。しかしチェルノブイリ事故の場合、子どもたちの甲状腺腫瘍《しゅよう》の発生は、異常に早いテンポで現れてきた。その要因のひとつとして、汚染地域がヨード摂取不足地帯であることと密接な関連が推測される。

甲状腺は、無機ヨードを原料として甲状腺ホルモンを合成する器官だ。もし、ホルモン合成素材であるヨードが慢性的に不足している環境にあったとき、口や気管や皮膚などから放射性ヨードが体内に入りこむとどうなるか。ヨードを常に渇望《かつぼう》している甲状腺は、放射能を大量に含有しているヨードをたちどころに取りこんでしまうのだ。

悲しいかな！　甲状腺には「これは放射性ヨード、あれは非放射性（無機）ヨード」と識別する能力はない。ヨードとみれば、すべてを摂取してしまうことになる。しかし、もし甲状腺が過剰のヨードで満たされていれば、それ以上ヨードを取りこむことはないのである。

ここで極めて残念で悲しいのは、事故発生の事実がモスクワの中央政府から住民に知らされたのが、メーデー終了後の五月二日以降だったことだ。事故からすでに一週間も経過していた。そして、無機ヨード剤の内服やヨード添加食品（食塩、砂糖、パンなど）摂取の指示が出されたのは、事故後数カ月を経てからであった。

なぜ爆発直後に、とりわけ子どもたちに、できるだけ多量のヨードを摂取せよとの緊急指導がなされなかったか、悔やまれてならない。ただでさえヨード摂取不足地帯なのだから、なおさらそうすべきだったのだ。

放射性ヨード一三一の半減期（放射性同位元素が崩壊して、その原子の個数が半分に減少するまでの時間）は、わずか八日である。もし、事故直後から充分な量の無機ヨードを汚染地域の子どもたちに投与し続けていたならば、小児甲状腺《こうじょうせん》障害はかなり軽減されたはずだ。つまり、放射性ヨードに対する初期対策の不備が、今日の小児甲状腺ガンの異常増加につながったものと推測されるのである。

少なくとも甲状腺関係の専門家であれば、このような医学的事実は充分承知していたと思われる。それゆえに、チェルノブイリ事故に対する行政機関の措置はあまりにも非人道的で、その責任は極めて重い。将来にわたり厳しく問われるべきであろう。

余談だが、ベラルーシの西隣のポーランドでは、国家が事故直後より子どもを中心に、全国民に無機ヨードを服用させた。その結果、現在この国では、小児甲状腺ガンの増加は見られていない。ポーランド政府の迅速かつ適確な対応は称賛されて余りある。

私たちはこの系統的な甲状腺検診において、超音波検査で明らかな微小結節病変の所見を示した汚染地域の児童たちのなかから、精密検査が必要と思われる学童を注意深く選別した。そして、九二年には一〇人、九三年には九人、〃チェルノブイリの子どもたち〃をJCFの支援のもとで日本に招いた。

彼らに対しては信州大学医学部附属病院で、より詳細な検査を施行した。多数の専門医師による超音波検査の再検討、さらには超音波誘導下での穿刺《せんし》吸引細胞診などが慎重におこなわれた。その結果、いずれの児童にもガンやその疑いがあると明らかに判定される所見は得られなかった。このことは不幸中の幸いだが、今後も現地での定期的な検診を受ける必要があることを彼らの両親に伝え、現在に至っている。

このように、自分たち自身の手で科学的な方法論に基づいた調査をおこない、信頼のおけるデータを積み重ねていくことは、市民グループによる医療救援活動を継続発展させてゆくために極めて重要だと考える。なぜならばこのことは、NGO（非政府組織）活動をバックアップしてくれる多くの善意ある支持者に対して、より説得性を増し、支援体制の基盤を一段と強固にするための条件として欠くことができないからだ。

ミンスク行きの決断

ベラルーシでの三回に及ぶ小児甲状腺検診によって、汚染地域では確実に甲状腺異常が存在するという重大な証拠を得ることができ、私の予測が裏づけられた結果となった。

それと同時に、私は汚染地域住民に対するこの国の医療対策の実態にも、強い関心を持っていた。そこで検診調査の傍ら、首都のミンスク市にしばしば立ちより、チェルノブイリ事故による健康障害を追跡調査する研究機関や、被災者の診断・治療にあたる医療施設を訪問した。

「ミンスク放射線医学研究所」は、一般市民に対する放射線障害の診断や検査を実施したり、放射線医学関連の基礎・臨床両面からの研究を併せておこなうことを目的として、チェルノブイリ事故後、急遽《きゅうきょ》ミンスク市に建設された。なお、同様の研究所はウクライナ共和国の首都キエフ市にも建てられた。

ここでは、とくにベラルーシ国内における放射能汚染地域の小児を含め、全住民に対する定期的な健康スクリーニング、事故の消火作業や除染作業に従事したのち、健康を損ねた人々の経過観察などが重点的におこなわれていた。

九一年に私が初めて訪れたとき、研究所の医師たちは、甲状腺疾患や血液疾患に関する日本の専門医との交流を希望していた。また、ビタミン剤、アミノ酸製剤、合成甲状腺ホルモン製剤などの医薬品や、超音波診断装置、ドップラー血流測定計などの診断機器の援助も強く求めた。たしかに建物は比較的新しいが、汚染地域住民の定期的総合検診機関として機能するためには、検査設備も不充分で、はたしてこの状態で信頼に足るデータが集められるのかどうか心配になったほどである。しかし、その後EU（欧州連合）や日本などの支援により、研究所内の機材・機器は漸次整備され、さらに放射線医学関係の専門医、研究員などのスタッフも充実し、現在は健康診断や放射線関連の業務は順調になされている。

この研究施設には、共和国内のあちこちの汚染地域に住む子どもたちが連れてこられ、体内被曝《ひばく》量、血液、超音波、心機能など放射線被曝に関連する諸検査が定期的に実施されているのだが、初めてここを訪問したときに目《ま》のあたりにしたふたつの光景は、今でも強く印象に残っている。

そのひとつは、ミンスク市から遠く離れた地方よりやってきたと思われる、つぶらな瞳《ひとみ》をした色白のかわいい少女のことだ。彼女は真新しいピンクの大きなリボンを髪に差し、よそゆきの服装で着飾って、待合い室の廊下で静かに検査の順番を待っていた。その様子を遠くから眺めながら、私は何とも言いようのない重苦しい複雑な心情にかられた。おそらく一日がかりで連れて来られたのであろうが、いったい自分がなぜわざわざここに来て検査を受けているのかを、彼女はまったく理解していないかのような、屈託のない表情で時間をやり過ごしていたからだ。

もうひとつは、研究所の視察をすべて済ませて玄関を出たときに出会ったふたりの幼児の姿だ。彼らは長時間を要したいくつかの検査を終え、押し黙った両親にそれぞれ手を引かれ、今まさに家路に向かおうとしていた。この幼子たちは、今後長い期間にわたり、場合によっては一生涯検査を受け続けてゆかねばならぬことを、いつ、どのような形で知り、それをどう感じながら生きてゆくのだろうか。

私は人ごととは思えない暗い気持ちでこの施設をあとにした。まだ肌寒い三月末の夕暮れどきであった。

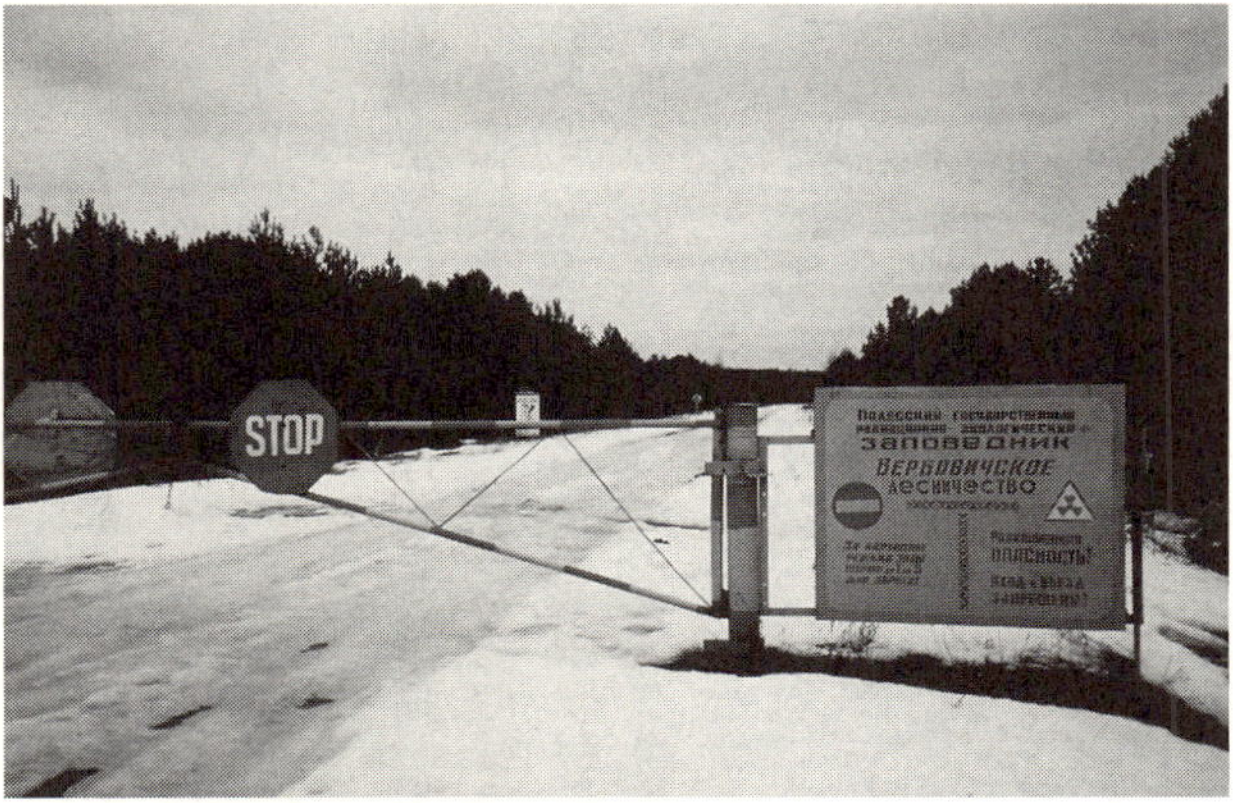

強制退避区域（30キロゾーン）を示すゲート

「ベラルーシ国立甲状腺ガン（診断・治療）センター」は、ミンスク州立第一病院の広い敷地に隣接して建てられている非常に古い病院である。共和国保健省の管轄《かんかつ》下で運営がなされている。このガンセンターはミンスク医科大学の附属教育病院でもあり、医学生に対し腫瘍学の講義や臨床実習が、教育スタッフの指導のもとにおこなわれている。

甲状腺腫瘍の診断や治療に関しては、腫瘍学講座担当でセンター長でもあるデミチク教授以下、数名の甲状腺外科専門医たちが診療行為を受け持っていた。このセンターには、共和国全土から甲状腺ガンを含めた甲状腺腫瘍の患者が、精密検査や治療の目的で紹介されて来る。とくに、チェルノブイリ事故後に発病した甲状腺ガンの子どもたちは、そのほぼすべての症例がここで外科治療を施行される。そして術後も定期的な診察や検査がおこなわれ、全例がもれることなく長期の追跡調査がなされている。つまり、この国のチェルノブイリ事故後の小児甲状腺ガンの治療状況に関する情報は、すべてこのセンターから世界に発信されているのだ。

私は内分泌《ないぶんぴつ》臓器を専門とする外科医として、この病院をたびたび訪れた。そしてその都度、センター長のデミチク教授にお会いし、事故後の甲状腺障害、とくに小児の甲状腺ガンの発生状況を中心に、この事故と関連のある医療情報について詳しく教えてもらうことができた。また、われわれの医療援助の進め方やこの国の事故対策について も、親しく意見を交わすなかで、彼と私、ならびにJCFとの間に、強力な信頼関係が一歩一歩築かれていった。人格者としても大変優れておられるデミチク教授との出会いは、その後の私の支援活動に大きな影響を及ぼすことになった。

何回か甲状腺ガンセンターに通ううち、形式上は国立の医療および教育機関としての位置づけを有してはいるものの、この病院内の診療に関わる多くの設備は極めて劣悪であることが、少しずつ見えてきた。

また、甲状腺ガンの手術を受けた子どもたちや手術中の現場を見せてもらう機会にも何回か遭遇した。この施設の甲状腺専門医たちによる外科治療は、現在の日本や欧米でおこなわれている手術手技と比較すると、少なくとも一〇年、あるいはそれ以上も前の術式でおこなわれていることがわかり、驚きと同時に正直なところかなりの衝撃を受けた。

日本でならば受けられる、進んだ手術手技による外科治療を、同じ地球に生まれたベラルーシの子どもたちはどうして受けることができないのであろうか。人生の大半を残しながら、チェルノブイリ事故の影響で不幸にして甲状腺ガンにかかり、手術を受けざるを得ない子どもたちに対し、何の反省や検討もなく、このような術式による外科治療をそのまま続けるのは、あまりにも気の毒であり悲しすぎる現実ではないか。われわれ地球に住む大人たちは、汚染地で生活を営む子らにふたつ目の罪を犯しているのではないかと、自責の念にも似た思いにとらわれた。

「これは何とかしなければ……」という気持ちが、訪問を重ねるごとに、私の胸のなかに大きく広がっていった。それと同時にこの問題は、今われわれがおこなっている医療救援活動のなかでも、比較的急を要する事柄ではないかと感じ始めた。

もしこのような不十分な治療環境を少しでも早い時期に改善しようとするならば、やはりこの領域を専門とする外科医が、甲状腺ガンセンターに入りこむ必要がある。そしてセンターの外科医たちといっしょに治療行為にあたりながら、相互の理解を深め、同時に医学知識を交換しつつ、手術の内容を現在国際的におこなわれているレベルにまで引き上げてゆく形を取るのが最も近道で、なおかつ相手方からも快く受け入れられる最良の手段ではなかろうか、という考えに達した。

それ以後、私はベラルーシでの長期滞在による医療支援形態を密《ひそ》かに模索する一方で、大学における自分自身にまつわる諸々《もろもろ》の状況も考え合わせつつ、そのタイミングを計っていた。

私は二〇年近くも前に、カナダのトロントで二年間の留学生活を経験している。当時はまだ身心ともに若く、自己免疫《めんえき》性甲状腺疾患に関する基礎的な実験作業に明け暮れるという、多少頭を使うが、それはどちらかと言えばあまり体に負担のかからない生活だった。

しかし、今回の場合はまったくと言っていいほど状況が異なっていた。もしミンスクに住み、長期滞在することになれば、自分自身の健康のこと、ロシア語という不慣れな言葉の障害、手術という肉体的にも精神的にも負担のかかる医療行為、そういった身近な問題がしきりに私の頭をかすめた。

だからこそ、まだ体の動く今行動を起こさなければ、そしてもしこのタイミングを逃せば、一生後悔するかもしれない。そんな気持ちが日増しに強くなり、できるだけ早い時期にミンスク行きを実行すべきだと考えるようになっていった。さらにここにきて、汚染地域の小児甲状腺ガンが、あまりにも急激に増加しているという現実も、私の決断を後押しした。

一九九五年の一二月末をもって、私は二五年近く世話になった信州大学を辞めた。大学を去るにあたり何の迷いもなかった。

在職中の医療行為を通してめぐり会うことのできた数多くの素晴しい患者さんたちからは、今回の私の決断に対し、驚き、戸惑い、苦情、そして一方で心のこもった激励などが複雑に入り交じった手紙を頂戴《ちょうだい》した。そこには、これまでのあまり充分とも言えないささやかな医療行為に対する深い感謝の言葉が書き添えられてあり、私の心のなかには申しわけなさとこみあげる感激とがいき交った。むしろ私の方が、日々の診療のなかで患者さんたちから思いがけずさまざまなことを教えてもらった。

それぞれの方を眼前に思い浮かべ、あの人にはああすればよかったかな、この人にはこうしたほうがよかったかななどと反省しつつ、うしろ髪を引かれる思いで、今の自分自身の立場を説明するための返事を書かせてもらった。

私のもうひとつの旅への密やかな誘いを象徴するかのように、この年が静寂のなかに終わりを告げていた。

二　ベラルーシの医療現場

厳寒の街

一九九六年一月二〇日。夜半から小やみなく降り続いた大雪のため、日本各地の交通機関にかなりの混乱や遅れが出ているとのテレビ報道が、早朝から流れていた。

成田空港に着くと、私が搭乗するアエロフロート航空のモスクワ直行便は、二時間遅れで出発すると、ロビーの電光掲示板は示していた。まあこれぐらいの遅れならば欠航よりはましだと思い、ほっとひと息つく。

それにしても、よりによってこの日に、関東地方に突然これほど多くの雪が降ろうとは！　私の記念すべき旅立ちへの「白き祝い雪」かと思わず苦笑いしてしまった。物の本によるとベラルーシとはベーラヤ・ルーシ、つまり「白いロシア」という意味なのだそうだ。

とにかくやっとの思いで、目的とする行動の第一歩を踏み出すことができたわけだ。心なしかうきうきした気分と同時に、いまだ先の見えぬ未知への挑戦に、幾ばくかの不安と緊張をおぼえつつ機上の人となり、日本をあとにした。

残りの人生を別な形で歩もうと決心して以来、今回の行動を起こすに際しても、自分にはこれまで培《つちか》った外科医としての技術と知識以外には何もないのだ、と充分自覚していた。だからあとは己のできる範囲で、決してあわてることなく、地道に医療支援活動を展開してゆくことが最も大切だと、自身に言い聞かせていた。

そんなわけで、日本を離れるにあたっても、特別な感慨や悲壮感もなければ、少しの気負いもなく、自分でも不思議なくらい実に自然な姿で異国への途につくことができた。

もっとも今回の行動に対し、家人からの反対や特別の注文などは一切なかったことが、私の気持ちを一番落ち着かせてくれたのも事実であった。

約一〇時間のフライト後、搭乗機はモスクワ郊外のシェレメチェヴォ2国際空港に無事到着した。何はともあれひと安心だ。なぜならば、ここ数年旧ソ連の国内では頻繁に飛行機事故があり、最近はとくに増加していることが報じられていたからである。

いつものように、薄暗くあまり感じのよくない入国カウンターで、規定の入国審査を済ませたあと、機内預けの手荷物や救援物資をターンテーブルから運び出した。

続いて税関で手続きを受けた。医療救援物資のなかには、種類によって厳しくチェックされる物品がある。この日は医薬品を詰めた段ボール箱をすべて開けさせられた。

チェルノブイリ救援のために、日本の心ある方々からの人道支援物資を運んで来るだけで、特別問題はないのにと思っているのだが、ここの空港税関の係員たちはそんなことなど少しも意に介さず、彼らの任務を忠実に遂行しているのである。たしかにマフィアがらみの悪事も数多く、摘発するためには大変結構だが、このような場合にかぎってはなぜか腹立たしい気持ちになってしまう。もっとも、今のこの国ではいろいろな機会を利用して不正を働く輩《やから》がいるからかもしれないが。

とにかく厄介で時間のかかる税関審査をようやくのことで済ませ、ミンスクへの夜行列車に乗るために、用意された車で空港からそのままモスクワ市内のベラルーシ駅まで、凍った道路を猛スピードで走る。とき折スリップするも何のその。間一髪、ミンスク行きの夜行列車に飛び乗った。思い返すとここまで来るのに、前途多難の旅を思わせるような場面に、何回となく遭遇した。

一月二一日、午前九時。モスクワから七〇〇キロメートルの道程を走り抜いた夜行列車は、小雪舞い散るミンスク駅に音もなく滑りこんだ。考えてみると雪に見送られて日本をあとにし、旅の終わりも雪で迎えられたわけである。

屋根のない驚くほど長く続くプラットホームに降りたつと、予想通り底冷えする寒さが肌を刺す。両手を頬にあて、思わずブルブルッと身震いした。私はこれまでベラルーシを七回訪れてきた。しかし冬のベラルーシは今回が初めての経験である。もっとも、自分の新たな旅立ちをより厳しいものとするために、あえて北国の酷寒の時期を選んだことにもよるのだが。

駅を出て、早速出迎えの車にすべての荷物を積みこみ、住居が見つかるまでの間、とりあえず滞在することになる市内のユビレイナヤホテルに向かった。チェックインを済ませて部屋に入ると、大きな二重のガラス窓を通してミンスクの市街地が、降りしきる雪のなかに白くかすんで見えた。

「さあ着いたぞ！」

私は大きく背伸びをし、胸いっぱい深呼吸をした。ベラルーシという国が急に身近に感じられた。

この夜、夕食をとるために近くのレストランまで出かけた。日中もかなり寒くは感じたが、夕暮れとともに寒気は一段と強くなった。一〇分も歩くと、徐々に耳や鼻の奥が痛くなりだし、さらに凍《い》てつく寒さがズボンを通してチクチク刺すように感じられた。

食事のあと、ホテルへ帰る道すがら、地元の人がこんな言葉を教えてくれた。

「カグダー、ホーラッドナ、ナーダ、ピーチ、ヴォトカ（寒いときはウォッカが欲しい）」

まさにこのような苛酷《かこく》な寒さを、直接肌で経験した人にしか、わからない言葉であろう。この表現は、私がベラルーシと出会って五年目にして、初めておぼえたロシア語のセンテンスである。

翌日の朝、ユーリー・デミチク医師がわざわざホテルまで出向いてくれ、この日から私が救援活動をくり広げることになる、ベラルーシ国立甲状腺《こうじょうせん》ガンセンターの総責任者、デミチク教授の部屋まで案内してくれた。

ユーリーはデミチク教授の息子で、胸部外科の優れた専門医として、このセンターで精力的な活動をしている。

彼は一九九三年の九月から二カ月間、ＪＣＦの招きにより日本に滞在した経験がある。その期間中、信州大学の私が所属していた外科学教室で、呼吸器外科、内分泌《ないぶんぴつ》外科、一般消化器外科等の臨床研修を幅広く積んだ。かなり厳しい盛りだくさんのスケジュールにもかかわらず、彼は終始真摯《しんし》な態度で、意欲的に日本の医学を吸収していった。

この間私は、彼と親しく行動をともにし、医学や医療に関するお互いの考えや意見を交換し合った。また、日本の風俗や習慣、そして生活様式などについてもできるかぎり慣れ親しんでもらった。短期間の日本留学ではあったが、極めて効果的な研修生活だったと深く感謝してくれた。もちろん、日本をこの上もなく気にいってくれている。

デミチク教授は、いつもの人なつこい柔和な笑みを満面に浮かべ、本当によく来てくれたと労《ねぎら》いながら、彼の部屋に私を温かく迎え入れてくれた。

ひとしきりの会話が続いたあと、先生は私に次のような助言をくださった。

「まず生活の基盤、すなわち住居をきちんとさせてから医療活動を開始してほしい。このガンセンターの職員は、あなたに親切な対応をするので安心するように。センターでの仕事内容についてはこれから計画を立てながら、随時相談してゆきましょう。また、仕事の他にも時間のあるときは、ぜひベラルーシの文化や芸術、そしてその他のこともできるだけ吸収してほしい。たとえば、バレエやオペラ鑑賞、美術館や博物館めぐり、サーカス見物や魚釣りなどを楽しんでください」

正直なところ、これほど好意的で細やかな心配りや受け入れ体制を整えてもらえるとは、日本を出発する以前には想像もしていなかった。これも、五年間にわたる相互の深い理解と信頼によって築かれた友愛によるものであろうか。

たしかにチェルノブイリ原発事故は、本当に残念で不幸な出来事であった。しかしその半面、この悲劇が世界中の多くの人々に、連帯感の必要性と大切さをはっきり気づかせてくれたことも事実ではないだろうか。

そうだ、われわれは地球市民なんだと!


一月二七日。ユーリー夫妻の協力を得て、ミンスク到着後早くも一週間目にして、ガンセンター近くにアパートを見つけ、そこに無事落ち着くことができた。この周辺は安全面でも環境面でも比較的安心して暮らせる居住区であり、病院まで徒歩で約一五分と大変便利でもあった。

ロシア語に「トリシット・マロース」という言葉がある。ピシピシとか、パチパチとか、音をたてて物が裂けるような厳しい寒さ、すなわち、凛々《りんりん》たる寒気を表わす詩情あふれる美しい表現だ。

まさにこのベラルーシは、その言葉どおりの寒さ。聞けば今年は一〇年ぶりの寒さだそうだ。まだいくらか暗さの残る早朝、零下二〇度のなかを歩くと、頬や耳がビリビリしびれる。そんな私の横を、厚手のシューバに毛皮の帽子、ハッとするような彫りの深い顔だちの女性たちが、白い息を弾ませながら足早に通り過ぎる姿は、まさに北国の真冬でしかお目にかかれない、美しくもしびれそうな光景だ。

私のもうひとつの人生は、今この厳寒のベラルーシで、幕が切って落とされた。

切れないメス、壊れた手術台

国立甲状腺ガンセンターは、チェルノブイリ事故後より急激に甲状腺ガンが増加したため、甲状腺専門の診療・研究機関として、一九九〇年、共和国保健省の管轄《かんかつ》下に設立された。ただし財源不足のため、ミンスク市立腫瘍《しゅよう》病院に併設せざるを得なかった。そして、ミンスク医科大学腫瘍学講座のデミチク教授がセンター長に任命された。また、この時点でベラルーシ国内における小児甲状腺ガンの外科治療は、原則としてすべてこのセンターで実施されることがとり決められた。

デミチク教授は一九九六年当時七〇歳。豊富な臨床経験と医学知識を持ち合わせた、優れた腫瘍外科医である。ベラルーシ共和国における腫瘍性疾患全般にわたる外科臨床医としてのみならず、甲状腺腫瘍の第一人者としても、その名を馳《は》せている。九〇年と九二年には日本にも招待されており、今やチェルノブイリ事故による小児甲状腺ガンの問題に関しては、世界でもっとも注目されている甲状腺専門医である。

一九九一年に私が支援活動に参加して以来、事故に関連する数多くの詳細な情報を、しばしばデミチク教授から提供していただいた。彼との出会いによって、私の医療救援活動がますます深まっていったことは事実である。また、私のミンスク長期滞在についても、教授は深い理解と感謝の意を示してくれ、細部にわたり心温まる配慮を施してくれた。そのおかげで極めて好意的な受け入れ体制のもとで、センターの医療スタッフらと友好的な関係を築きながら、外科的治療やその他の援助活動にあたっている。

このガンセンターは、ベラルーシ有数の診断・治療・医学教育機関である。しかしそれにもかかわらず、病院は今から五〇年以上も前のスターリン時代の建造物のままで、すべてが古く、陰鬱《いんうつ》で暗い。ただ不思議なことにこのような労働環境のなかに身を置くと、現在の日本における医療施設の、過剰とも思われるほどの贅沢《ぜいたく》さと、医療本来の機能とはかけ離れた面での無駄遣いが、ひどく気になってしまう。

五年前から、九階建ての新病院建設工事がセンターに隣接して始められているが、折からの深刻な経済不況のあおりを受け、財源確保もままならず、工事は遅々として進んでいない。当初の計画では、すでに竣工《しゅんこう》されたはずになっているとのことである。

ここでこの病院の医療設備、とくに私が深く関わっている手術室の現状について述べてみたい。

手術室は、病棟の廊下とたった一枚のドアで隔てられているだけだ。

手術場（実際に手術をおこなう部屋）に入って一番初めに驚いたのは、戸外に面する側の二重ガラス窓ごしに、病院の中庭や市街の景色がくまなく見わたせたことであった。たしかに、ときには四季折々の極彩色の風景が、過度に緊張した手術中の雰囲気を和ませたり、スタッフの心を落ち着かせたりしてくれるという利点もあるが、逆に言えば、屋外からも手術中の光景が手にとるように見えるのである。すなわち、患者のプライバシーとか人権といった、近年日本では厳しくとり沙汰《ざた》されている問題など、ここではまったく無視されているわけだ。経済の混乱は、医療者にそのような意識を抱かせることすら忘れさせてしまったのだろうか。

さらに驚くべきことは、二重窓のうち外側の窓のなかで、透明ガラスがはめこまれていない枠には、目の粗い布製の白いネットが張ってあり、室内が暑いときなどは、内側の窓を開けて外気を直接部屋のなかに入れ、温度を調節しているのだ。その上、ときには好奇心旺盛《おうせい》な虫がネットの端をすり抜け、手術を覗《のぞ》きに舞いこんでくるという珍事もある。

今日、近代設備を備えた先進国の手術室では、手術の清潔度によって部屋を第一清浄域、第二清浄域などと細かく区分したり、細菌や塵埃《じんあい》が術野（手術をおこなっている部位）に落下せぬよう室内の気流調節がなされている。しかしここでは、そういうことは一切考慮されていない、というよりも、あまりに古い旧式の建物ではどうしようもないのだ。

また、このセンターはミンスク医科大学の附属病院でもあるため、大勢の医学生が外科腫瘍学の臨床実習の目的で、毎日手術見学に来る。しかし彼らはふだんの衣服の上に薄汚れた白衣をまとい、帽子とマスク、そして外履きの上にカバー（足袋）をつけただけでぞろぞろ入室してくる。国の財政事情により、医学生用の術衣が余分にないためである。

このような手術環境の不備は、医師や看護師など医療従事者自身の手術室に対する基本的医学常識の欠落によるところもあるが、それ以上に病院内の諸設備を修理改善するための財源不足によることの方が、はるかに大きな比重を占めている。だがここで興味があるのは、このような一見非衛生的と思われる手術環境のもとで手術がおこなわれても、術後感染がとくに頻発するわけでもないことだ（抗生物質などの種類や使用量が限定されているにもかかわらず！）。今日の日本の外科治療現場は、少々神経質すぎるのではないかと、つい思えてきてしまう。

次に、実際に手術をするときの大変さについても少し触れてみる。

まず、メス。これが非常に切れ味が悪い（替え刃式のメスは高価なためほとんど使われていない）。皮膚切開に二度、三度、とメスを往復させなければならぬこともある。最初のころ、ベラルーシの人は皮膚が固いのかと思ったほどだ。滑稽《こっけい》なのは別のメスを要求したら、もっと切れぬものを渡されたこと。思わず苦笑いである。

そして、手術用のハサミ。これもまたひどい。使いすぎのためか、二枚の刃で糸や組織をうまく鋏《はさ》むことができないので、きちんと切れるまでに数回パチパチやらなければならない。一回でスパッと切れるハサミに出会うと、ニコニコホッである。

もっと困るのは、ピンセットや鉗子《かんし》だ。両方の器具に共通する機能は、対象物を的確につまむこと。ここのピンセットはV字型の両先端がいき違ったり、ひどいときにはきちんと接触しない。鉗子に至っては、たとえば細い血管をつまんでもその間から依然として出血していたり、大事な場面でつまんだ組織の一部がはずれてしまうこともある。別の鉗子を要求しても、

「ニェット（ありません）」

という答えが返ってくることがほとんどであり、我慢するしかない。日本ではこのような手術器具はすべて破棄される運命にある。困るのは機能失調をきたした不良器具を使用すると、ときに予期せぬ大出血など危険な場面に遭遇し、術中騒然となることだ。

なぜ多くの手術器具がこのように不良品になってしまうのか。もちろん過剰使用によることもあるが、もうひとつの大きな原因として、器具の消毒法が考えられる。彼らは相変わらず乾熱滅菌（一八〇度の高温で滅菌する）による古典的な消毒をしているのである。これでは繊細な刃先や鉗子類の先端は容易に傷《いた》んでしまう。たぶん彼らも、そんなことは充分承知しているはずだ。問題は高圧滅菌器などの優れた機器を入手したくても、新規購入できないことである。したがって、せっかく新しい手術器具を援助してもらっても、しばらくするとこれらは粗悪品と化してしまう。

縫合針も切れないことが多い。また、糸は長さがまちまちで結紮《けっさつ》しにくい。ドレーン（血液などを体外に排出させるために留置する管）に至っては材質が悪く、美容面からも問題だ。

手術用手袋は各外科医の手に合ったものがない。ちなみに私のサイズは七号だが、

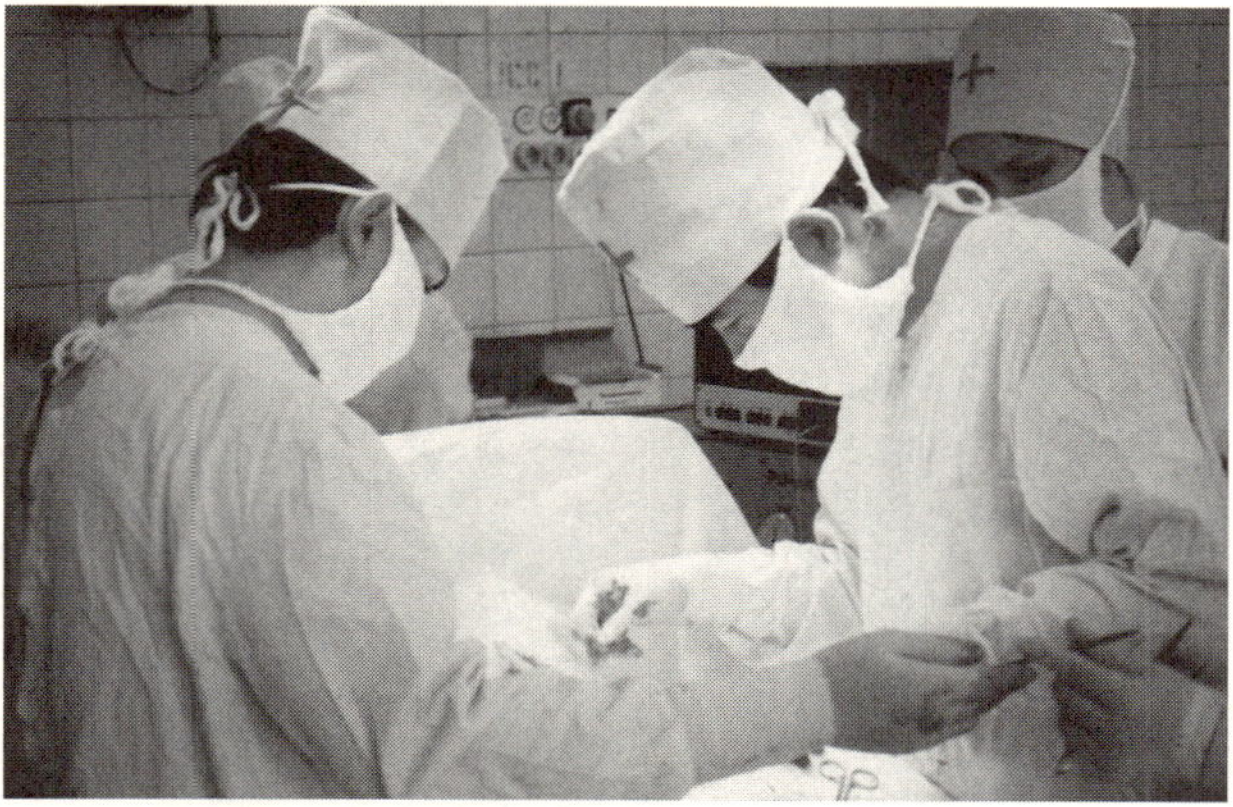

手術風景（国立甲状腺ガンセンターにて）

八号のダブついた手袋をはめて、血の海の深部で短い糸を結紮する苦労は、並大抵のものではない。

さらに手術場内の大型機器について述べてみる。

まずは、手術台だ。種々の機能（たとえば上半身だけを上げるとか、台を左右に傾斜させるなど）を備えた近代的な台などあるはずもない。ひとつの台は術中に下がってきてしまうので、その都度足でペダルを踏みながら手術をおこなう始末だ。

故障している箇所を点検し修理してもらえば、と言ってみるが反応はないまま。

「ロシア製だから」

と、誰もが自嘲《じちょう》気味に笑うだけである。

手術用の照明灯はこれまた暗く、さらに焦点合わせなどの調節性が悪い。とくに体の深い部位で手術操作をする場合、解剖学的位置関係が充分把握できず困ることがある。大変危険だが、これもしょうがないのである。この国の人々はみな視力がよすぎるのかな、と疑ってしまう。

電気メスも機能性に欠け、質がおちる。

このように、数えきれないほどの必要物品、それも基本的な機材や機器が不足している。現在使用している物の多くはかなり古くなってきており、新規購入を必要としているし、手術材料などは素材の悪い物が多い。

手術中、もう少し何とかならぬものかと天井を見つめ、思わずため息が出てしまう。そんなとき、贅沢さに慣れっこになった日本での、まだ充分使える医療機器や機材がいとも簡単に処分されている光景が、眼前にありありと浮かんでくる。何かがおかしいのではと、恨めしくなってくる。

そして何にもまして気が滅入《めい》るのは、このような劣悪な医療環境のもとで、チェルノブイリ事故の影響を受けた多くの子どもたちが、連日理不尽な手術を受けていることだ。哀れなるかな、全身麻酔のかかっている子らは、そんなことを何も知らない。

ベルトコンベヤー式の手術

「サーシャ、入っておいで」

手術場の入口で、木製の椅子《いす》にちょこんと坐《すわ》っていたサーシャは、名前を呼ばれると、黒いチェックのパジャマを脱いだ。そして自分で歩いて手術台に上がった。慣れたものだ。実は、これが彼にとって三回目の手術なのである。

一一歳のサーシャは、ゴメリ市近郊にある高汚染地域の町から紹介されてきた。事故発生当時、わずか一歳八カ月の幼児であった。小学校の定期検診で、甲状腺のしこりを指摘された。ゴメリ州の基幹病院で諸検査がおこなわれ、甲状腺《こうじょうせん》ガンの診断を受け、このセンターに紹介されてきたのだ。

最初の手術は一九九五年一月。そして同年五月には再発の診断のもとに、早くも二回目の手術を受けた。九六年三月、今回が三回目である。わずか一年二カ月の間に三度の手術とは、いったいどうなっているのだろうかと訝《いぶか》ってしまう。

その理由として、ひとつはガンが発見されたとき、すでにかなり進行していたため、度重なる手術を必要としたことが推測される。もちろんこのことは手術の技術的な問題（手術術式）とも深く関係してくる。

もうひとつは、ベラルーシ共和国自身の医療体制の問題によることも充分考えられる。この国では入院中の医療費は、原則として国家が全額負担してくれるので無料である。さらに、全職員の給料を含め、病院のほとんどの経費は国家から支給されている。

政府は国内の各病院に金を配分する際、それぞれの医療施設を診療実績でランクづけして支給額を決める。たとえばこのセンター（ミンスク市立腫瘍《しゅよう》病院も兼ねている）のように外科治療を主体としている施設では、手術件数をできるだけ増やして病院全体の診療実績を上げざるを得ないのである。それゆえに、手術の内容（術式など）について深く追究したり、長い時間を費やす手術をしていると、診療実績にマイナスの影響を及ぼすことになりかねない。つまり、年間の外科治療症例数をできるだけ増やすためには、いずれの手術も短時間で済ませ（これ自体は患者にとって極めて重要なことではある）、結局は治療の質よりも数で勝負をすることになってしまう。

誰が考えても、ガンの手術は数よりも内容を重視すべきことは自明の理である。

このガンセンターに来てしばらくしたころ、甲状腺ガンの初回手術を受けたあと、比較的早い時期に再発して二回、三回と再手術を受ける子どもが意外に多いことに気がついた。しかし、診療記録から彼らの最初の手術状況を調べてみると、一回目の手術をもっと確実におこなっておけばよかったと思える症例がほとんどだ。

一般にガンの根治手術とは、ガン病巣《びょうそう》とその周囲の所属リンパ節を一塊としてきちんと摘除することである（リンパ節切除をリンパ節郭清という）。もちろん、このような根治手術をするためには、当然のことながらそれなりの手術時間を必要とする。

その意味から考えれば、このセンターでの手術は常に時間に追われるため、最終的には不充分なリンパ節郭清で終了せざるを得なくなってしまうのである。つまり、これは再発ではなく、転移リンパ節の「取り残し」なのだ。一回で済ますことのできる手術は一回で終わらせるべきであろう。さらに悪いことには、手術をくり返せば、それだけ再手術時の合併症が高い確率で発生する。たとえば声を出す神経（反回神経）を傷つけたり、カルシウム代謝を調節するホルモンを分泌《ぶんぴつ》する副甲状腺を損傷、あるいは摘出してしまうなどの頻度も増えてくる。まさに泣面《なきつら》に蜂《はち》！　これらは甲状腺の手術では極力避けなければいけない術後合併症である。

いくら入院費用が無料だからといって、「何回手術をされても文句を言うな」式では、患者にとってあまりに悲しいではないか。

医療の先進国では通常、手術を受ける患者は担架で（ときに点滴をした状態で）病棟から運ばれる。ところが、ここではまったく違うのである。

患者が看護師に連れられ、自分で歩いて手術室に行き、控えの椅子に坐って待っている。前の手術が終わり自分の名前が呼ばれると、その場で裸になり自ら手術台に上がる。それから点滴が始まり、麻酔がかけられて手術が開始する。無事に終了すると点滴がはずされ、病棟に搬送される。すると次の手術患者がまた入ってくる、という具合だ。次から次へ、時間の無駄なくベルトコンベヤー式に外科治療が続けられるのだ。ときには麻酔も充分に醒《さ》めないうちに、次の患者を呼びいれて手術をする。そうしなければ、大命題の診療実績を上げることができなくなり、ひいては職員の給料も非常に厳しくなるというわけだ。

診療実績向上のためのベルトコンベヤー式手術システムは、一方で手術症例数を増やすこと、他方で手術にかかる時間をできる限り短くすることが要求される。実は、ここで大変気になる問題がある。

前者では、あえて外科治療を必要としない症例まで手術がなされていることがある。甲状腺のしこりに関して言えば、明らかに良性で一〜二センチの小さなものであれば、通常は定期的な経過観察だけでも充分だ。

ただ子どもに関しては気の毒な面もある。

チェルノブイリ事故後、この国の小中学校では、定期的に甲状腺検診が実施されている。もし検診でしこりなどの異常が見つかった場合は、明らかに良性と思われるものでも、ほぼすべてに手術がなされる。ガンを見逃してはいけないという理由からだ。

思春期にさしかかる女の子などは、外観上よく目立つ部位（首）に手術痕《こん》を残されることによって、精神的にも肉体的にも思い悩む日々をおくるだろう。こんなところにも、チェルノブイリ惨事の不幸が潜んでいる。

後者では、手術中の出血量が非常に多いことである。つまり、出血部位を丁寧に止血しているとそれだけ時間がかかるので、まず患部を速やかに摘除する。たしかに出血を無視して手術操作を進める方が手術時間は短縮される。この国の人々は血液が余っているから平気だ、などと非科学的なことを言っている場合ではない。手術はできるだけ出血させず、注意深く丁寧におこなうのが基本である。このセンターの医師たちも、そんなことは百も承知だとは思うのだが。

長期化するベラルーシ共和国の経済状態の悪化や低迷は、医療現場にたとえようもないほど苛酷《かこく》で無慈悲なしわよせを及ぼしている。ベラルーシ国家の医療制度における構造的な問題ではあるが、一刻も早い時期に改善されるべき焦眉《しょうび》の事象でもある。

ガンセンターの医師たち

「そんなことはよくわかっています。でも今の私たちにはどうにもならないんです」

アレクセイは私の顔をじっと見つめ、吐き出すように言った。仕事も一段落したある日の夕方、医局で数人の若手医師たちと雑談をしていたときのことだった。

「あなた方が今後さらに手術に研《みが》きをかけ、優れた外科医となるためにも、ぜひ国外で学ぶ機会を見つけたり、国際学会に積極的に参加したらどうか」

私はうっかり、日本にいるときと同じつもりで口を開いてしまったのだ。

「私の一カ月の給料、いくらだと思います？　一〇〇ドルにもならないんですよ。家庭を維持していくだけで精いっぱいで余分なお金なんてありません。ですから外国の学会に出かけたり、医学書や医学雑誌を自分で買うことなど、到底無理なんです」

そこに居合わせた他の若い医師たちも、みな黙ってうなずいた。

この話を聞けばむべなるかな。それ以上のことを言ってもむしろ反感を買うだけで無意味だと思い、私は口をつぐんだ。たしかに生活の基盤がこのような状態であれば、海外の新しい医学情報を手軽に入手することなど、おそらく不可能であろう。

ちなみに現在、国際学会に参加する際の登録費だけでも、少なくともひとり五〇〇ドルはかかる。この金額は彼らの給料の五カ月分にもあたるわけだ。家庭を犠牲にしてまで国際的になる必要もないのは当然かもしれない。

だが本当は、彼らは皆少しでも多くの国際水準の医学情報を渇望《かつぼう》しているのである。

何とかできないものだろうかと、思わず考えこんでしまった。

あるとき他の上級医に、この国における最近の若い医師たちの職業意識について尋ねたことがある。

「ソ連邦崩壊以前は、患者が第一だった。けれど、ベラルーシ共和国となり次第に経済不況が厳しくなってきたら、彼らはまずお金が第一になった」

彼は仕方ないというよりも、それは間違っているのだと言いたかったようだ。しかしあえてそれ以上言及しようとはしなかった。複雑な思いがその表情に見てとれた。

夕回診のあと、医局で若手医師のアリョーシャに、何げなく尋ねた。

「(研修医の)サーシャは手術が終わると、いつもすぐにいなくなってしまうね」

彼は一瞬ためらったように間をおいてから、小声で言った。

「サーシャは今、卒業後の研修期間中です。でも二年間の研修中は国から一切お金をもらえないんです。それにこの病院からの給料もごくわずかです。ここでの彼の拘束時間は午後二時までで、あとはフリーなんです」

私が黙って聞いていると、アリョーシャはカルテにペンを走らせながら、つぶやくように話し続けた。

「あれだけの給料じゃ、毎月とてもやっていけないですよ。だからどこかでアルバイトをして稼ぐより仕方ないんです」

しばらく沈黙したあと、再び彼は口を開いた。

「サーシャは今ごろカジノで働いていますよ。おもしろいことに、そっちの収入の方が多いんです」

当然ながらカジノという仕事柄、サーシャの労働は、夜遅くまで続く。アリョーシャ自身も数年前の研修期間中は、ドライバーのアルバイトをしたそうだ。

「私はときどきでしたけれど」

と、少し恥ずかしそうにつけ加えた。

このようなサイドビジネスの多くは、自分で見つけるそうである。また、せっかく医学部を卒業したものの、現在の医師の給料では豊かに生活していけないので、他の高給な職種に就く者もいると聞いた。

すでに結婚していたり、車を所有したり（もちろん新車などではない！）、多少は衣食に贅沢《ぜいたく》をすれば金もかかる。少しでも多くの収入を欲するのは当然のことだろう。ましてや彼らは若いのだから。

「それでは研修の身としての医学の勉強は、いったいいつするの？」

と、アリョーシャに聞いてみたかったが、お互いに虚《むな》しさが募るだけだと思い、やめた。
「ソ連崩壊の前までは、卒業後の研修期間中、国家からの生活保障があったんです」
アリョーシャはカルテから顔を上げて話してくれた。しかし、だから旧体制の時代が続いている方がよかった、とは言わなかった。彼らにとって、「金」よりは「自由」の方がまだましだということなのだろうか。

ガンセンターで働き始めたころ、ここの医師たちはどうして文句も言わず、ただひたすら我慢しているのだろうかと、私は不思議でならなかった。それは院内で何かの場面に遭遇すると、いつも頭や心のなかで贅沢三昧《ざんまい》の日本と比較してしまうからなのである。

故障続きのこういう電気メスならば、焦点もうまく調節できないような暗い手術用照明灯ならば、手術途中で下がってくるこんな手術台ならば、たぶん日本ではすべて廃棄処分されているのでは、とか、背中がボロボロに破れ、紐《ひも》も切れてしまった手術着や、タワシのような堅い毛のブラシなどは、日本の医者だったら誰も使わないだろうな、とか、数え上げたらきりがない。

しかし今のこの国では、いずれの物品もおいそれと捨てるわけにはいかないのだ。現在使っている医療機器や機材が使用不可能になるまで、つまり完全に消耗し尽くすまでは、黙って忍耐強く手術操作に心血を注がねばならないのである。

彼らの辛抱強さには、驚きよりむしろ頭が下がる。国の経済危機を乗り越えるために、一丸となって耐えているのだろうか。

ベラルーシの次の時代の医療を背負っていかねばならない、この国の若き医師たちに対し、今の私ができることは果たして何であろうか……。

それにしても現在のベラルーシの生活状況のなかで、よりよき優れた医師となるのは並大抵のことではないのだなあ、と思いつつ、夕やみ迫る窓外の雪景色に目をやった。その向こうには、高級車を乗りまわし、ゴルフに熱を上げるどこやらの国の若き医師たちの群れが、ほんの一瞬ではあるが残像のごとくちらついた。

健気《けなげ》に生きる子どもたち

「もう大丈夫よ」

ベッドの脇《わき》に坐《すわ》り、オリガはあまりにも素直に、そして痛みをこらえながらそう言って、首の大きな創《きず》を躊躇《ちゅうちょ》することなく見せてくれた。私は瞬間、顎《あご》の下まで縦に長くのびた手術創をまともに見るのをためらった。

手術翌日の午後、病棟回診をしたときのことである。彼女の瞳《ひとみ》の奥には笑みさえもこぼれていた。二度目の長時間にわたる手術が無事に終わり、ほっとしているのであろうか。大人ですら手術の翌日は、創の痛みや不快感に襲われ何もされたくないのに。その健気さが何とも切なく、痛ましく感じられる。

一九九六年一月三一日。高汚染地区の病院から紹介されてきた一二歳のオリガは、甲状腺《こうじょうせん》ガンの術後再発の診断のもとに、このセンターで二回目の手術を受けることになった。

驚いたことに彼女は同じ年の一月三日、当院で最初の手術を受けたばかりである。つまり術後まだ一カ月も経過していないのだ。初回手術が不充分であったのではないかと推測せざるを得ない。

美しく碧《あお》く澄んだ目をした彼女は黙りこくり、それがあたかも自分の運命であるかのような表情を見せ、音も立てずそっと手術台に上がった。

初回のあまり形のよくない手術痕《こん》が、まだ赤く痛々しく盛り上がっている。その創に沿って、今度はさらに顎下《がっか》部まで大きくメスが入った。おびただしい量の鮮血が、創面からとめどなく流れ落ちる光景に、思わず目をそらす。案の定、再手術は癒着が強く、大変困難であった。どうか再手術による合併症だけは起きないようにと、ひたすら心のなかで祈りながら、彼女の手術の一部始終を見守った。一般に、手術の回数を重ねれば重ねるほど、思わぬ術後合併症の頻度が増加するのである。

そういえば、カチューシャもサーシャも手術のあとはオリガと同様、健気にふるまっていた。しかも二人は三回目の手術だったにもかかわらず。

それにしても、いったいこの子たちがどうしてこんな目に遭わなければいけないのだろうかと、ただただ考えてしまう。悲しみなどというありきたりの言葉をはるかに通り越した、運命のいたずらとしか言いようがない。

オリガやカチューシャやサーシャなどのように、言われなき不条理な行く末を、幼き五体に抱えこんだ子どもたちは、これからもあとを絶たないであろう。こんな状況をしばしば見るにつけ、許しがたい憤《いきどお》りをおぼえるのは、果たして私だけであろうか。

毎日夕方の面会時間が近づくと、二階にある甲状腺疾患病棟に隣接する狭い待合廊下は、患者の家族や見舞い客で混雑する。ことに週末ともなると、その数は驚くほど増える。彼らは原則として病棟に入ることを厳しく禁じられている。もちろん、入院している子どもたちの親兄弟も同じである。

午前、午後の回診時には朗らかそうな顔をして、自分の病気のことなどあまり気にかけている様子の見えない男の子らも、この時間帯ばかりはどうも違うようだ。両親にぴったりくっついたまま離れない子がいる。もちろん親の方も子どもの肩に手を回したり、小さな手を握ってあげたりしている。

甘えん坊の男の子などは、母親と頬擦りをして離れようとしない。ときには、無言のままうつむき加減の幼児の目に、チラッと光るものが見えることもある。

廊下の片隅で、見舞いに来てくれた友だちといつまでも話し続けている子もいる。節電のためか、薄暗い待合い廊下の長椅子《いす》に腰をかけ、憂《うれ》いに沈んだ顔でわが子を見つめる親たちの姿が、深い悲しみの色を倍加させる。

ミンスクから遠く離れた高汚染地域から入院してきた子どもたちの親は、愛児との束《つか》の間《ま》の面会が終わると、また何時間も列車にゆられ、自分の家に寂しく帰って行く。夜行列車の車窓に果てしなく広がる暗やみを見つめ、彼らはいったい何を考えるのであろうか。

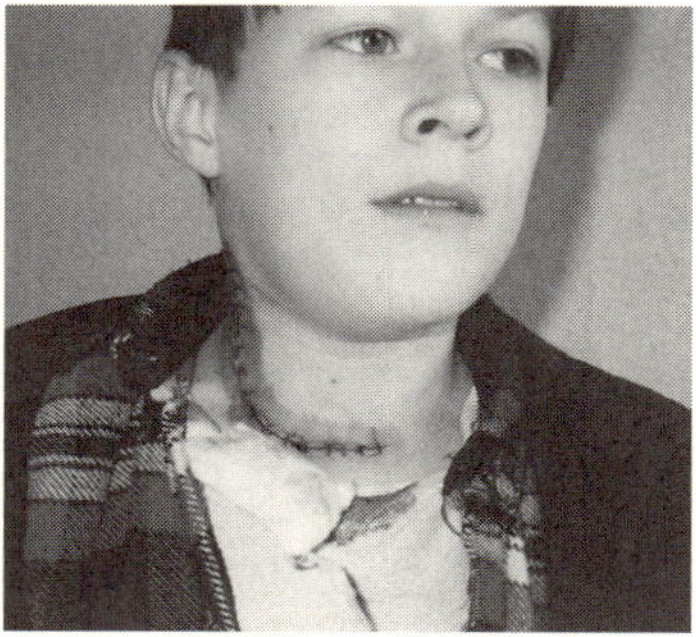

アルトール君(13歳)の手術創

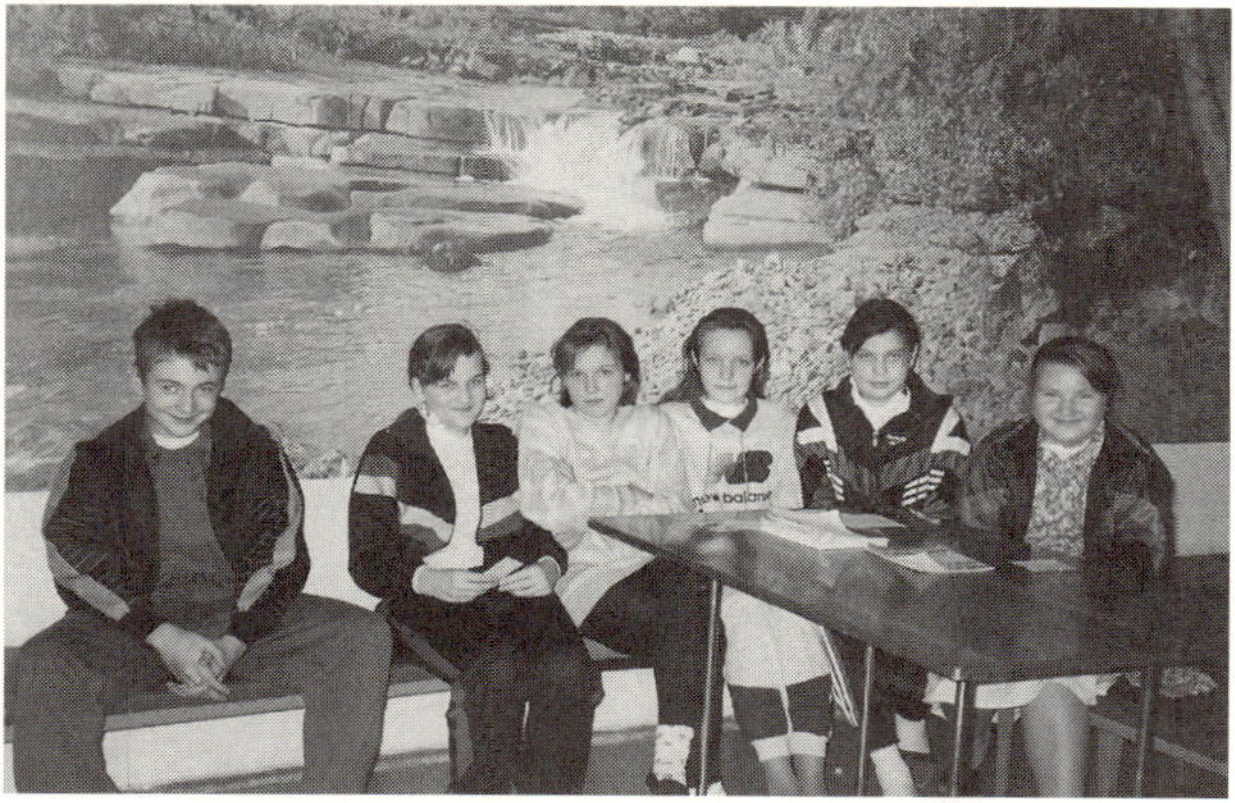

手術前後の子どもたち

何度悔やんでも悔やみきれないあの事故当時のことが、今もなお脳裏から消え去らないに違いない。

あのとき、外に出さなければ。
あのとき、キノコを食べさせなければ。
あのとき、森に連れて行かなければ。

とにかく、自分を責めさいなむことばかりではないだろうか。それはいつしか、悲しみや悔しさの涙となり、とめどなく彼らの頬を濡《ぬ》らし続けることであろう。今さらいくら自分を責めたところでどうにもならないと、わかりすぎるくらいわかっていても、わが子への不憫《ふびん》さはつのるばかりであろう。

毎朝手術室に出かけるとき、そして午後、手術が終わって病棟にもどり、廊下を歩いているとき、三々五々に時間を過ごしていた子どもたちが、にこやかに親しみをこめて挨拶《あいさつ》をしてくれる。このとき、私は本当に救われる思いがする。

「ズドラーストヴィチェ（こんにちは）」

昨日、手術台で涙を流した子も。

夕べ、面会に来てくれた母の胸に顔を埋《うず》めていた子も。

そして、明日手術を受ける子も。

子どもたちは皆それぞれに、自分の小さな小さな肩に、苦しみや悲しみをいっぱい背負いながら、それでも健気に生きているのである。

三　事故一〇年目の春

激増した小児甲状腺《こうじょうせん》ガン

「現時点で、この事故と因果関係が明らかであると特定される疾患は、小児の甲状腺ガンのみである」

チェルノブイリ事故から一〇年目を迎えた一九九六年四月。WHO（世界保健機関）、IAEA（国際原子力機関）、EU（欧州連合）が共同で、これまでの研究成果を基盤に、この事故の健康や環境への影響に関する結論を出すための国際会議「チェルノブイリ事故から一〇年」を、オーストリアのウィーンで五日間にわたり開催した。世界各国の関係諸方面から、多数の政府関係者、原子力専門の科学者、基礎医学者や臨床系の医療従事者が、それぞれ強い関心を抱いて参加した。

この合同会議の最終日に採択された、一連の要約と結論を盛りこんだ総括文書の「汚染地域の一般住民における健康被害」の項目には、冒頭に述べた報告文が記載されている。

一方、放射能災害では必ず話題となる代表的疾患の白血病や、その他の病気についてはいまだ合意が得られず、今後の経過やさらなる科学的な調査結果を見ないかぎり、明確な結論を出すのは時期尚早と述べている。

事実、一九九〇年以降ベラルーシ、ウクライナ、ロシアの各CIS（独立国家共同体）における子どもたちの甲状腺ガンの著しい増加は、共通の現象として確認されている。ちなみに、一九九五年末までにこの三つのCISでは約八〇〇人の子どもたちが甲状腺ガンの治療を受け、そのうちの四〇〇人以上はベラルーシ共和国で発見され、外科治療がなされている。前述の総括文書には「一九八六年の事故当時一五歳未満の小児であった者のなかから、科学的根拠の裏づけは乏しいものの、今後数千人の甲状腺ガンの発生が予測される」と記載されている。

もしこれが事実とするならば、それなりの長期的かつ用意周到な対策を早急に立案し、準備を講じておかなければ、高度の汚染を被《こうむ》ったこれらの国々では、近い将来人類史上他に類を見ない、大きな禍根を残すことになりかねないであろう。

この合同国際会議開催の一カ月前にも、ベラルーシの首都ミンスクで、EUと3CISの共同主催による「チェルノブイリ事故後の放射線学的影響」という別の国際会議が開かれた。そして、この会議のハイライトでもあった甲状腺障害に関するシンポジウムでは、私が現在所属しているベラルーシ国立甲状腺ガンセンターのデミチク教授が、ベラルーシ共和国における小児甲状腺ガンの実態について詳細な報告をおこなった。

その発表データの要点は次のようなものだ。

ベラルーシ共和国の小児（〇歳～一五歳未満）甲状腺ガンの患者数は、一九七六～一九八五年までの事故前一〇年間では、わずか七名であった。しかし、事故後の一九八六～一九九五年までの一〇年間では四二四名と、約六〇倍にも増加した。これは明らかに異常な現象である。成人についてみると、事故前の同じ一〇年間は一二五四名、事故後は三四三八名と、約三倍の増加傾向を認めている。しかしこの場合には、事故後から始まった集団検診によって、事故以前にも存在したガンの掘りおこしや、一般市民の甲状腺障害への関心の高まり、また診断技術の向上など、いくつかの要因で増加したことも考えられる。したがって、事故の影響による増加とは必ずしも断定できないので、今後さらに詳細な追跡調査を継続し、慎重に解析する必要がある。

なお、事故以降に生まれた子どもから発生した甲状腺ガンは、一九九六年末までにわずか四例にすぎない。つまりほぼすべての小児が事故前に生まれていた。

小児甲状腺ガン患者四二四名の出身地（州）を分析すると、ウクライナ共和国に隣接するゴメリ州、およびブレスト州（ベラルーシ共和国は六州から構成されており、この二州は放射能汚染がとくに高いことが、国家の調査機関により明らかにされている）からガンセンターに紹介された子どもが圧倒的多数を占めるという地理的特異性を示した。

ゴメリ州の出身者は二二五名、ブレスト州は九七名。実に四人中三人の子どもは、広範かつ高度に汚染された州で生まれ、そこで幼少時代を過ごしていたことになる。

また、事故当時の彼らの年齢分布を見ると、〇〜四歳が六六・二％、五〜九歳が三一・四％、一〇歳以上はわずか二・四％だった。半数以上の患者が、乳幼児期に区分される極めて若年齢の小児である。医学的には、幼小児期の甲状腺は思春期前後および成人の甲状腺にくらべ、放射性ヨードをより多量に摂取し、その影響を高度に受けやすいことが科学的に証明されている。

さらにガンセンターの調査データは、ベラルーシ全土における小児甲状腺ガンの発生頻度についても明確にしている。

通常、世界的には子どもの甲状腺ガンの頻度は、小児一〇〇万人あたり年間ひとりの割合であると報告されている。ベラルーシ共和国でも事故前はほぼ同じような値を示していた。それが事故を境に漸次上昇してきたのである。一九九〇年では一〇〇万人の小児に対して一二人、九二年二八人、九四年三五人、九五年四〇人、九六年三八人と、明らかな増加が判明した。

これらの年度別ガン発生頻度を、高汚染州であるゴメリ州だけに限定してみると、九〇年三六人、九一年一一三人、九五年一三四人、九六年一二〇人と、九一年以降は世界的平均の一〇〇倍以上にも達している。またブレスト州でも九六年は七三人であった。これらは極めて異常な事態と言わざるを得ない。一方、非常に軽度の汚染州であるビチェブスク州では九三年以降ガンの発生は認められていない。

これら系統的な分析結果を見るかぎり、ベラルーシ共和国が元来、とくに小児甲状腺ガンの多発地帯であるとは到底考えられず、汚染地域でのガンの急増は、事故の放射能汚染によって誘発された可能性を強く示唆《しさ》している。

かつて、事故後五年を経過した時点でのＩＡＥＡの調査報告では、チェルノブイリ事故による甲状腺障害については、必ずしも肯定的な結論を表明していなかった。この一連のＩＡＥＡ報告に対し、当時の３ＣＩＳの現場からは大きな批判の声が上がっていたが、ＩＡＥＡはそれらを無視し続けていた。

しかしときがたち、汚染地域での小児甲状腺ガンのあまりの激増ぶりに、ＩＡＥＡ

もウィーンの国際会議では、それまでの結論を変更せざるを得なくなったのである。この事実は、他の健康障害に関する報告内容も、今後訂正されねばならない羽目に陥る危険性を示している。

チェルノブイリ事故における小児甲状腺ガンの発生原因としては、甲状腺に特異的に取りこまれた（集積された）放射性ヨードが発する放射線（ベータ線やガンマ線）の局所集中的な内部照射によって誘発された、と考えるのがもっとも論理的である。通常甲状腺は、ヨードを原料として甲状腺ホルモンの生合成をおこなう。そのため、体内に摂取されたヨードのほとんどすべては甲状腺に取りこまれることにより、前述の推論が成立し得るのである。

しかし、細胞内の分子・遺伝子レベルでの発ガンのメカニズムに関する直接的な証明は、現時点でも極めて困難な状況にある。また、今なおガン発生と被曝《ひばく》量との相関の問題も残されており、今後も詳細な基礎的検討が続けられるべきであろう。

一九九五年にガンセンターで手術を受けた甲状腺ガンの子どもは九一人で、これまでのピークを示した。九六年は八四人、九七年は六二人となっている。センターでの今後の見通しとしては、漸次小児の甲状腺ガンが減少し、それに代わってティーンエイジャーの症例が増加すると予測している。

一五歳を超えた青年層の甲状腺ガン症例は、九〇年四人、九一・九二年はいずれもひとり、しかし九三年になると二五人、九四年二一人、九五年二五人、九六年は一〇月末までで二六人に手術が施行されている。つまり、事故当時に子どもであった集団の年齢増加とともに、甲状腺ガン患者の年齢も上昇する傾向が認められている。またこれら一〇代後半の患者においても、小児の場合と同様に明らかな地理的特徴、すなわち高汚染州であるゴメリ州とブレスト州出身の患者が、全体の七〇%を占めていた。

二〇〇一年四月二六日を過ぎると、事故前に生まれた子どもはすべて一五歳を超えるため「小児」の枠がはずれる。今後数千人の甲状腺ガン発生の予測は、不気味に揺れ動いている。

誰にも想像のつかない事態が……。そう考えるだけでも恐ろしい。

あとわずかで、「小児」から「ティーンエイジャー」への移行という、新たな憂慮される局面が展開されるのである。

日本の報道者

一九九六年四月二六日。

やや肌寒いが、青く晴れわたった空はこの上もなくさわやかである。北国の遅い春。ようやく萌《も》え始めた新芽の若緑が目にしみる。

あの日も、こんなすがすがしい一日の始めを迎えたのであろうか。

ちょうど一〇年前の今日未明、旧ソ連（現ウクライナ共和国）のチェルノブイリ原子力発電所四号炉で、史上最悪の爆発事故が発生した。折からの南風で、もっとも大きな被害は、北隣のベラルーシに及んだ。そして今、私は図らずもその国の首都ミンスクに住んでいる。何か不思議な気がする。

事故後一〇年というひとつの区切りの年を迎え、ミンスクでは大々的なセレモニーがあるのかと予想していたが、特別あらたまった行事は何も計画されていなかった。ガンセンターの雰囲気もいつもと何ら変わりなく、医療業務も平常通りに動いていた。

私は何となく拍子抜けした。なぜならば、このセンターは事故と密接な関連をもつ、小児甲状腺ガンの治療をしている施設だからである。いつも通りに、朝から夕方まで手術に参加した。

手術と手術の合間に、私は数人の医師たちに尋ねてみた。

「今日はチェルノブイリ事故から一〇年目の日ですが、あなたはどう感じていますか」

と。医療従事者から生の声が聞けるものと思っていた。しかし、彼らの反応はあまりにも期待はずれだった。いずれの医師たちも、事故への関心は薄いようにしか思えなかった。これはいったいどういうことなのだろうか。ここに住んでみないと、チェルノブイリの本当の姿はつかめないような気がした。

この日の午後、市内で政府主催のチェルノブイリ犠牲者に対する追悼集会が開かれた。毎年恒例になっているもので、例年同じような形式で繰り返される式典である。同じころ、非政府系の人々による別の集会も持たれていた。多数の市民が参加し、デモ行進までくり広げられた。だがその主な目的は、チェルノブイリ事故対策の強化というよりは、むしろ現政府への批判や、低迷する経済不況への不満を強く表わしていた。

翌日の明け方、外は激しい風雨となった。とき折、大きな雨粒が音をたて、窓ガラスを強く打った。そう言えば、一〇年前のあのときも、事故の翌日から黒く薄汚れた雨が降ったという話を聞いている。

　この三月から四月にかけては「チェルノブイリ事故一〇年目」ということで、日本のテレビや新聞、ラジオなど多くの報道関係者が次々とベラルーシを訪れた。これはわが国特有の一過性の現象とも言える。

　私が働くミンスク国立甲状腺《こうじょうせん》ガンセンターは、各報道機関の重要な取材対象のひとつとなっていた。事故の影響による健康被害として明らかになった小児甲状腺ガンの最新情報を、彼らの報道項目から除外するわけにはいかないことはある程度予想できた。

　センター長のデミチク教授は、外国出張や診療、学生教育など多忙の合間を縫って、時間の許すかぎり日本からの取材に快く応じてくださった。連日のように続く面会に、むしろ私の方が恐縮してしまったが、イヤな顔ひとつせず親切に対応していただき、その心遣いに対し深く感謝している。同じようなことを何度も質問され、ほぼ似た返事をくり返す作業の退屈さは当事者でなければわからない。

　実は私のところにも、予想外に多くの報道機関から問い合わせが続き、驚くと同時にいささか閉口した。しかし、異国の出来事を取材する日本の報道者たちの真面目《まじめ》すぎるほどの仕事ぶりを目《ま》のあたりにして、あれこれ考えさせられることも多かった。

彼らの取材活動に関する、私の感想などをここに少しばかり書いてみたい。

日本のマスコミ各社は、チェルノブイリ事故一〇周年の姿を、ややセンセーショナルに、かつ悲劇的な形で取りあげようとしていたきらいがあったのではと、推測される。

それぞれの報道機関の上層部から詳細な指示を受けた担当の記者たちは、現地のあちこちを精力的に歩き回り、短期間で彼らなりの猛烈な取材活動を展開していた。しかし残念なことに、現地に住む私から見ると、報道記事の内容が極めて表層的であったり、また短絡的な理解のため、誤解を生じかねないものも見受けられた。明らかに準備不足と思われる報道者も少なくなかったように感じた。

いずれにしても、短期間の取材のなかで、広範かつ効果的な情報を最大限に入手したいという涙ぐましい気持ちが、それぞれの報道者に等しく汲《く》みとれた。

このような姿勢を、良きにつけ悪《あ》しきにつけ、いわゆる「日本人的」と評するのであろうか。たしかにそのような意気ごみも理解できぬわけではないが、今回の場合、取材地はベラルーシである。当然のことながら、習慣も違えば考え方も違う。

相手の心情や苦痛をあまり深く考えもせず、自分たちだけの勝手な願望で一方的に切りこんでいくやり方には、日本人の私ですら少々腹が立つこともあった。とくに患者へのインタビュー、写真撮影、映像取材は、大人だけでなく子どもにおいても迷惑や人権やプライバシーを充分考慮し、対応してほしかった。残念ながら、そのような理不尽な場面に何回か遭遇したのも事実であった。

このようなことは、報道の原則であり、良心のある報道者であればいずれも十二分に承知しているものと信ずる。しかし、それでも何とかせねばというあせりや苦悩の色が感じられ、むしろ気の毒にさえ思えた。だからこそ、私自身、多少自己嫌悪《けんお》に陥りながらも、できるかぎり協力したつもりだ。

とにかく、これが日本のマスコミの姿なのかもしれない。一面では日本の恥部をこうして国際的な場でさらけ出しているのでは、と少なからず心配している。日本を外から見ているので、よけいにその思いが強い。これも日本を愛していればこそ。

「事実を誇張せず、ありのままに報道してください。そして同時に、単なる悲しみだけのドラマに仕立てないでください。願わくば、今回の報道で終わるのではなくこれからもチェルノブイリの姿をとり上げ続けてください。チェルノブイリの恐怖は、今ようやく姿を見せ始めたばかりなのです」

私は声を大にして、そうお願いしたい。

「チェルノブイリは四番目の問題さ」

「チェルノブイリ事故？　それは四番目の問題さ」

ミハエル・マリコ氏がこともなげにそう言った。私は一瞬、わが耳を疑った。

彼が私のアパートを訪ねた折、ベラルーシ政府のチェルノブイリ原発事故対策の取り組みについて尋ねたときの答えであった。

マリコ氏は、ベラルーシ科学アカデミー・物理化学問題研究所で、放射線物理関係の仕事をしている科学者である。現在、チェルノブイリ事故による環境や人体への影響の研究を進めている。

全世界の人々が注目し、自国の原発問題のみならず、人道的支援の立場からも大きな関心を集めているこの事故が、ベラルーシでは〝四番目の問題〟とはどういうことか。

私は多少がっかりしながらも、この国における一番目から三番目までの問題について、詳しい説明を彼に迫った。もちろん、私からも自分の思いや質問を浴びせた。

「まず、一番目の問題は『長引く経済不況』だ」

と彼は語り始めた。ソビエト社会主義共和国連邦崩壊後の一九九一年一二月。独立国家共同体（CIS）のひとつとして、ベラルーシ共和国が誕生した。それまではモスクワからの経済的バックアップがかなりの比重を占めていた。だが突然の新国家創設は、国民にとってあまりにも衝撃的であり、彼ら自身で自立してゆくことは予想以上に負担が大きかったのだ。

この国は、元来肥沃《ひよく》な大地に根ざした農業と畜産が主たる産業で、機械工業や重工業などの産業分野はあまり発達していない。また天然鉱物資源や観光資源にもそれほど恵まれておらず、残念ながら経済的基盤は脆弱《ぜいじゃく》な国家である。

社会主義体制下での計画経済から、市場経済への急激な移行は、近年のロシア共和国を見てもわかるとおり、多くの混乱と弊害を招く。ベラルーシ共和国としてしかりである。国家体制の変革に伴う諸々《もろもろ》の変化は、日々、人々を動揺と困惑の世界に追いたてている。それらの具体的な形として表面化してきたものは、就労の困難さ、失業者の増加、低賃金、短期間でくり返される諸物価の上昇（インフレ）、などであった。

ベラルーシの一般労働者の平均月収は五〇ドルほどである。しかし、この額で家族を養っていくことは、たとえ贅沢《ぜいたく》をしなくても困難のようだ。多くの家庭は夫婦共働きをしている。さらに本来の仕事以外にもアルバイト（セカンドワーク）をして、少しでも収入を多く得ようとしている人が多い。

なかでも最近のインフレは、急速にその度合いを強めている。この一年間(一九九五〜九六年)で、一米ドル一一五〇〇ベラルーシ・ルーブルが、約二倍に跳ね上がった。ところが度重なる物価の急激な上昇にもかかわらず、労働賃金はスライドアップしていない。結果的には実質的給料の値下げとなっている。ただでさえも苦しいのに、これではまともに生活できない、と多くの人が切実に感じている。

長期にわたり、混迷の色あいを深める経済的不況の暗やみをいつ抜けだすことができるのか。その展望や可能性すら今なお見えてこないのが、ベラルーシ共和国の実情である。

二番目の問題は「ニュー・ベラルーシ人(new rich)」の登場である。

この問題は一番目と関係が深い。まともな職業に就くこともできず、安い賃金で働かされ、ときには数カ月も給料の遅配がある。低迷する経済混乱は、人の心をすさんだ方向に導く。つまり、不法行為やブラックマーケットによって、金を得る人々が増加しているのだ。

あまり苦労もせずたくさんの金を稼げるため、多数の若者たちがこの傾向に走る。

正直に生活していては、貧困からいつまでも脱出できない現状にあれば無理からぬこととは思うが、法を侵してまでの行為で金品を手にするやり方は、現在のベラルーシの混乱をさらに泥沼に追いこみかねないのでは、と危惧《きぐ》する。

ニュー・ベラルーシ人の登場で、国民の貧富の差は、一段と増加しつつある。そしてもっとたちが悪いことに、彼らの九〇％以上は、マフィアのグループと結びついているのだ。政府はこれら不法者たちの摘発のため、相当な国家経費をつぎこんでいる。

三番目の問題は「凶悪犯罪の急激な増加」である。

これは二番目の問題と密接に関係している。貧富の差の拡大、マフィアの横行、若者たちの安易な方向への流れ、金品への異常な執着。それら諸悪の要因が重層複合した形で、首都のミンスクや他の大都市では、殺人や窃盗など凶悪犯罪が著しく増えている。政府はこの取り締まりにもかなりの金を注がなければならないのである。

これらの犯罪は組織的で、外国からの旅行者や、日本を含めた欧米からの居住者が標的となることが多い。現に私のアパート周辺でも、私が引っ越す少し前にフランス人が殺害されたという話もあり、日ごろから細心の注意を払って生活している。ちなみに、私のアパートは二重ドアで、鍵《かぎ》は全部で五個ついている。日本のように悠長な気分ではいられないのだ。過度の経済不況がもたらす二番目、三番目の問題は、外国人の私にとってときに生命の危険ともなりかねず、悩みの種である。

マリコ氏はタバコをふかしながら、このようなことを流暢《りゅうちょう》な英語でまくしたてるように話してくれた。

「とにかく食べてゆくことが先決さ」

つらく悲しく響く言葉であるが、これがベラルーシの現実なのである。

今、ベラルーシ政府は経済の立直しを図るため、チェルノブイリ事故対策の国家予算を漸次削減しようともくろんでいる。たとえば、汚染地域の居住者に対する移住対策規定の見直しである。

これまでは移住対象の基準を、居住地域の土壌汚染度によると決めていた。しかし、新しい移住基準では、年間被曝《ひばく》総線量（摂取食物などによる内部被曝線量と環境からの外部被曝線量の合計）が五ミリシーベルト以上の住民としている（国際許容基準は一ミリシーベルト以下）。結局このように変更することにより、国は従来の事故対策費を大幅に減額できるのである。

また政府は、今までセシウムによる土壌汚染が一キュリー／平方キロメートル（三七キロベクレル／平方メートル）以上を汚染地域としていたが、この基準を五キュリー（一八五キロベクレル／平方メートル）まで引き上げようと検討している。これらの規制緩和は、すべて国家経済の復興問題と深く関わっている。

ひとつの国家が成りたち、運営され、国として機能していくためには、もっとも弱い立場にある集団――それが病いを持つ人や、高齢者や、年金生活者であるにもかかわらず――が、常に一番最初に切り捨てられる運命にある。

人間の叡知《えいち》だけではいかんともしがたいのであろうか。

チェルノブイリ事故による放射能汚染対策は、本来ならば国をあげて最大の課題としてとり組まねばならないはずである。しかし、今のベラルーシでは二の次、いや、四番目の問題にならざるを得ないのだ。

ナターシャとの再会

クラスィーヴァヤ・ジェーヴシカ――美しい少女。

ミンスクに住んで二カ月ほどたった、三月半ばのある夕べ、ひとりのうら若き女性が私のアパートを訪ねてきた。彼女の名前はシュクロボト・ナターシャ。一八歳。

私がチェルノブイリ事故医療救援活動に最初に参加したのは、一九九一年の三月であった。すでに述べたように、その年の秋から翌年にかけて、ゴメリ州の高汚染地域チェチェルスク市で、小児の系統的甲状腺《こうじょうせん》検診をおこなった。そのときが彼女との初めての出会いであった。もちろん、多くの検診児童のひとりとしてである。

この検診で甲状腺に異常を認め、さらに精密検査を必要とする子どもたちが一〇人いた。私はＪＣＦの協力を仰ぎ、九二年の夏、彼ら全員を日本に招いた。来日中は信州大学医学部附属病院で、複数の専門医によるいくつかの詳しい検査が実施された。幸いなことにその時点では、いずれの子どもたちにもガンを疑わせる明らかな所見は認められなかった。しかし、今後定期的な検査を受けていく必要のある旨《むね》を、それぞれの親たちに伝えた。このときの一〇人のなかのひとりが、ナターシャだった。

大学病院での精密検査の合間を縫って、彼らは各地を訪れ、日本の夏を間近に見た。それは自分たちの国とはあまりにもかけ離れた異国の文化や、風俗習慣に接する初めての経験でもあった。

当時の彼女は一四歳。あどけなく笑う、思春期色に染まりかけた純な乙女であった。しかし、今夜のナターシャは物静かでちょっぴり大人びた一八歳の春を迎えていた。

彼女はミンスクにおける数少ない私の友人として、このアパートを訪ねてくれた。親しみある笑みを浮かべ、家族のこと、自分のこと、チェルノブイリ事故のことなど、時間をかけながらあれこれ話してくれた。ナターシャは、私がベラルーシの医療機関で働くなどと考えてもいなかったので、相当びっくりしたようだ。しかし現実にガンセンターで医療活動をしていることを知り、大変喜んでくれた。

ナターシャの家族は、三年前にゴメリ州のチェチェルスクから、首都のミンスクに移住した。州都のゴメリ市とミンスク市は約三〇〇キロメートルほど離れている。ミンスク市には、ベラルーシ国内の高汚染地域から移住してくる人々のために、七～八階建てのアパート群が多数建設されている。それらの移住者用住宅施設は、市の郊外の数カ所にまとまって存在し、大きな団地を形成している。

彼女自身は、チェルノブイリ事故による放射能汚染のことを知って以来、できるだけ早い時期に汚染地を離れ、ミンスクに移りたかった。しかし、当初父親はあまり気がすすまなかったようだ。結局、祖母と叔母をチェチェルスクに残し、彼女と両親と妹のターニャだけがミンスクに移り住んだ。

「移住してから一年くらいは、ひとりでいつも故郷のことや、一緒に遊んだ仲良しのことを思い出していたわ。だってあんなに楽しく過ごしたところだもの。それに新しい学校にもなかなか慣れなくって」

都会に住んでみたものの、一五歳の少女にとってそれはつらく悲しみに満ちた時期だったのだ。一七歳の時、外国語アカデミー（単科大学）に入学した。自分の将来を考え、英語教師になろうと決心したからだ。

「今、大学二年生なの。英語を専攻し、他にもスペイン語を勉強しているわ。この大学は五年制だから、あと三年。難しいけれど、一生懸命努力しているの。でも宿題が多いから大変」

授業料はいらない。この国は、基本的には教育にかかる費用は無料である。教科書なども大学の備品として備えてある。しかし数が不足していたり、かなり傷《いた》んでいる本もあるようだ。

「一冊の教科書を共用しなければいけない場合もあるから、試験のときは大変なの。友だちの家に泊まって勉強することもあるわ」

少額ながら国からの奨学資金をもらっている。ほとんどの学生は奨学制度を利用している という。

「でも試験の成績が悪いと、減額される。だから必死で勉強しなきゃならないの」

多くの学生は、親から小遣いをもらったり、アルバイトで稼ぐことはしない。お金はあまり持っていないけれど、つましい生活のなかで彼らは精いっぱい、大学生としての時間を有意義に過ごしているようである。

ナターシャの母親は、現在中学校で教員の補佐業務に就いている。しかし、父親は定まった仕事に就くことが難しい。それは彼が特別の資格を持っていないからだ。

ベラルーシは目下極めて厳しい経済不況の状態にある。それゆえ、ミンスク市に本来住んでいる人でも安定した職を得るのが困難だ。ましてや移住者の就職は、もっと厳しく難しい。せっかく職にありつけても、給料が未払いになることもあり、そんなときは仕方ないので転職する。彼女の父も同様の経験をしていると話してくれた。無理もない話である。本来ならば、あの美しい自然と豊かな大地と天の恵みとともに生き、ごく当たり前のように自分たちの一生をそこで終える人々にとって、チェルノブイリ事故という人災のために、幼いころから住み慣れた土地を捨て、見も知らぬ新しい土地で生きていかざるを得ないとは、なんとも切なく、身を切られる思いであろう。

ナターシャは普段チェルノブイリ事故のことを、あまり深く考えないようにしていると言う。

「でもときどきふと、この事故が私の将来にどんな影響を及ぼすのだろう、と思い悩むこともあるわ。それに、かけがえのない故郷を失ったのが何よりも悲しい。去年は二回、チェチェルスクの祖母に会いに行ったの。そうしたら、幼なじみや近所の知り合いの人たちは、ほとんどがあちこちに移住してしまって、よく知らない人ばかりだったわ。たぶん私はもう二度とチェチェルスクには戻らないと思う」

と、寂しい表情で遠くを見つめながらつぶやくように言った。

「ナターシャは本当にチェチェルスクを愛しているんだね」

と、尋ねると、

「もちろんよ。だってあんなに美しい森や川があって、食べるものがいっぱいある場所なんて、ほかにないもの」

子どものころの自分を、大きくやさしく包みこんでくれた故郷のことを語るときの、彼女のみずみずしく輝いた眼差《まなざ》しが、ことさら印象的であった。

ナターシャの話に耳を傾ければ傾けるほど、気が重く心が痛む。チェチェルスクばかりでなく、他のたくさんの汚染地域から移住した人々も、みな同じ思いで自分の故郷をもぎとられてしまったのだろう。

今、彼女がとくに健康に異常もなく、毎日元気で学業を続けていることだけが救いとなる。

ナターシャ一家の現在の生活は、たぶんそれほど裕福ではないと想像する。しかし振りかかる困難にもめげず、彼女が自分の将来を考え、きちんと学問を身につけておこうと、ささやかな希望を胸にひたすら励んでいる姿に強く心を打たれた。家庭での教育がいき届き、こぼれるほどの親の愛を受けている証《あかし》でもあろう。

にもかかわらず、ナターシャが苦難に耐えて生きる表情を見ていると、何となくいじらしく、同じ時代を贅沢《ぜいたく》にまみれて生きる日本の同世代の若者たちの虚《うつ》ろな像が、私の頭をそっとかすめた。

帰り際《ぎわ》、

「いつかこのアパートで、日本に行ったみんなが集まってパーティーをしたいね」

と言うと、彼女も、

「カニエシュナ（もちろん）、楽しみにしています」

とやさしい笑顔を見せた。

ナターシャは美しく成長し、そして礼儀正しく去って行った。

四　不思議の国ベラルーシ

一時帰国で考えたこと

「あなたが再びミンスクに戻ってくるときには、もっとたくさんの仕事が待っているでしょう。これからは今以上に甲状腺《こうじょうせん》の手術にとり組んでもらいたいと思っています。とくに、小児甲状腺ガンの手術を本格的に手がけてください。そして今後はチェルノブイリ事故関連のいろいろなデータを詳細に整理して、いっしょに学会で発表したり、連名で論文や専門書を書く予定にしています。また、甲状腺手術手技に関する映画づくりも考えています」

予定していた一時帰国の日が迫る数日前、デミチク教授に挨拶《あいさつ》をした折、教授はこう語った。

「今わが国の経済状況は、依然低迷状態のなかにあります。チェルノブイリ事故から一〇年を経過した現在、ヨーロッパからの支援も少しずつ減ってきています。これは大変残念なことです。その意味で、日本の数多くの市民グループからの支援に深く感謝しています。ところで、いつミンスクに戻ってきますか？」

「六月二二日を予定しています」

「おお、そうですか。この日は一九四三年に独ソ戦争が始まった日です」

彼は感慨深そうに言った。このこと自体は私の一時帰国と直接の関係はないが、当時二〇歳、祖国のために命を賭《か》けて従軍した若き日の教授にとって、六月二二日は生涯忘れることのできない日として、心の奥に深く刻まれているのであろう。

この優れた人格者でもある教授にめぐり会え、一緒に仕事ができることに、あらためて大きな喜びをおぼえた。限りない親しみと好意、その上心からの期待をかけてくださる教授に、少しでも満足してもらえる支援活動を、これからも続けてゆかねばとの思いを新たにして部屋を出た。

そして五月一三日。予想をはるかに上回る成果を得て、一時帰国の途についた。多忙にもかかわらず、ユーリー夫妻がわざわざ土産を持って来訪。家主さんが自分の車を運転して、駅まで見送ってくれた。

午後九時三一分、薄暮のなかを夜行列車はミンスク駅に別れを告げ、一路モスクワへ。

「やっぱり思いきって行動を起こしてよかったなあ」

果てることのない夕やみの大地を目をこらして見つめながら、この四カ月間に遭遇した悲喜こもごもの場面を、ひとつひとつ回想した。

日本は、相変らず贅沢《ぜいたく》さにちりばめられた雰囲気のなかに身を置いていた。

多くの知人や身内の者たちが、私との再会を心待ちにしていてくれた。しかし残念ながら、このわずか一カ月ほどの一時帰国は、極めてあわただしく過ぎてしまった。私の帰国に合わせ、六回ほどの報告会や講演会などが計画されていた。ただ、そのうちの一回は、思いがけずも母校の小学校に招かれ、子どもたちの前で話す機会を与えていただき、すこぶる感激した。さらにその合間を縫って、各種のマスコミの取材などに追われた。

今回の一時帰国の大きな目的は、これまで四カ月間のベラルーシにおける医療支援活動の方法や内容について再検討するためであった。

講演は「現地からの実情報告」ということで、いくつかの地域を回らせてもらったが、各会場には、チェルノブイリ事故の影響に大きな関心を持つたくさんの方々が顔を見せてくださり、感激すると同時に自分の活動に対する責任の重さを痛感した。

全国各地には実にさまざまな人が生きており、それぞれがいずれも善良な市民であることを実感し、ほっとした気分に包まれた。言うなれば善意の大衆で、日本の現状を少しずつ変えてゆくささやかな核となる民草であると確信した。このような人たちがしっかり根を張っているかぎり、日本はまだまだ大丈夫だと、心強く感じもした。

今回の私の現地報告会に参集してくださった方々のなかには、もうひとつ別のことに関心を抱いて駆けつけてくれた人たちもいたようである。どちらかと言えば、同世代の男性に多かったと思われる。

私が人生の半ばにして、なぜこのような行動を起こすに至ったのか、その経緯と周囲の反応、つまり己の人生を軌道修正することの動機と断行について、私自身の口から直接吐き出される言葉を聞きたい、と思って参加されたようなのだ。

たしかに講演後の質疑や雑談のなかで、

「そのように生きているあなたがとても羨《うらや》ましいです」

とか、

「あなたは今、最高の贅沢をしていますよ」

と言われたりもした。また、同年代のサラリーマン諸氏からは、

「自分の現在の生活状況と照らし合せて考えると、まさにショックです」

とも打ちあけられた。会社人間として盲目的に働く、日本の企業戦士たちの悲哀と懊悩《おうのう》を垣間《かいま》みる思いがした。彼らも自分の居場所を必死になって捜し求めているのだ

ろう。

誰もが何かをしたいという素朴な気持ちはあるが、現実には様々なしがらみから抜けきれず、なかなか実行できない。そこに言いしれぬ焦《あせ》りと葛藤《かっとう》があり、多忙な日常生活のある断面で、自分を責めさいなんでいる様子がうかがわれた。

ただ、彼らとの会話を重ねるなかで、少なくとも「生きがい」とは何かを考え始めていることだけはたしかだと思った。仕事に打ちこんでも、結局それだけのことにすぎないと、気がつき始めている。その気配を察知することができた。

「社会活動でも何でもいいんです。通常の仕事のほかにもうひとつ何か目指すものを探して、とにかく行動を起こしてください。私たちの人生なんて、たかだか七〜八〇年なんです。その短い一生の過程で、必ず己の人生を振り返るときがあるはずです。そのときのために、少しくらいは納得のできる生き方をしておいた方が安心して死ねますよ」

私はいろいろな場において、多少冗談まじりに、こんな返事をさせてもらっている。

今回の帰国の折、私はひとりの婦人から一枚のコピーを頂戴《ちょうだい》した。彼女の夫はある高等学校の校長をされている。そのコピーには、彼の書いた校内誌の巻頭言があり、その一部をここに紹介したい。

それは「感動」というタイトルの一文である。

「昨年は、阪神大震災、オウム事件と、心痛む暗いニュースのなかに、私の心を打った一服の清涼剤といえるふたつの出来事があった。（略）

もうひとつは、妻の主治医のS先生のことである。先生はチェルノブイリの放射能被害を受けた罪もない患者を救おうと、大学助教授の地位を捨て、無給でロシアへ発《た》ったのである。

『診てもらってよかった』と言われる医者になりたいという夢をもって、一筋道を歩んでこられた先生は、核犠牲者である子どもの患者を知って、居ても立ってもいられなくなり、名誉も何もかも捨てて、一生を捧《ささ》げようと決心したのである。先生は『好きなことをやれるのですから』と、少しも気負っておられない。その純粋な尊い姿に一層深い感動を覚え、羨ましくさえなった。

諸君は、まだ若い。前途は洋々としている。どんな夢でもよい。夢を持って一日一日を大切に、一歩でもその夢に近づけるよう、こつこつ努力を重ねてもらいたい。

その上、その夢が自分だけでなく、他人をも幸せにするようなものであったら、人間らしくて、どんなに素晴らしいことであろう」

優れた教育者として含蓄のある言葉を連ねたこの巻頭言を読ませていただき、私はまさに赤面の至りであった。

自分がここまで幸せに生きてこれたのも、よく考えてみれば、数えきれない多くの人々からの教えと指導があったればこそと痛切に感じている。それゆえに、ややおこがましい言い方ではあるが、私自身が少しは恩返しの人生のなかに身を沈めたとしても、何ら不思議はないのである。それもごく自然に。

私はこの一時帰国で、またとない大きな拾いものをした。

突然の手術中止

「センセイ、今日はすべての手術が中止になりました。誠に申し訳ありません」

ガンセンターに到着後、自分の部屋で着替えを済ませ、少し余裕をもっていつもより早めに手術室へ行った。しかし、ユーリーが更衣室の前で私を待っていて、そう言ったのである。

一瞬、彼の言うことが私にはよく理解できなかった。昨日の夕回診のときには、第二手術台で今日は三つの手術が組まれているのを確認した。しかし手術場のなかをのぞくと、たしかに第二手術台の周囲には麻酔医や看護師の姿はなく、閑散としていた。

「ユーリー、いったいこれはどういうことなの。もう少しきちんと説明してくれない？」

私が怪訝《けげん》な顔で尋ねると、彼は次のように話してくれた。

「今日の手術で『器械出し』（執刀医や助手に手術器具を手わたす役目）をする看護師のナターシャが、急病で休みました。しかし、彼女の代わりの看護師はひとりもいません。そのため、今日ナターシャが受け持っている第二手術台でおこなわれる手術は、すべて中止になったのです」

ごく当然のことである、といった調子でユーリーは説明してくれた。が、私にはどうも合点がいかなかった。こんなことがまかり通るとは……。代わりの看護師がいなければ、若い医師に器械出しをやってもらっても構わないではないかと思う。

手術予定患者が、術当日急に発熱したり、他の予期せぬ異常事態が発生したような場合、予定していた手術が突然延期されることは、通常よく経験する。これは、患者の安全を考慮して講じられる措置だ。しかし、医療従事者側の人間に突如不都合が生じたという理由で、関係する手術がすべて中止になるとは聞いたこともない。これでよく患者側から苦情が出ないものだと、気になってしまう。たぶん彼らは我慢しているのであろう。

それにしても、受け持ち医はどんな理由をつけて、手術の延期を患者に納得してもらうのであろうか。

奇妙なことに、手術を延期された患者は、次回必ずしも優先的に手術予定に組み入れられるわけではない。彼らはそういうことをあまり気にしないのか、気にしてもどうしようもないと諦《あきら》めているのか。このあたりについても、私にはどうにも不可解である。

その後、これに類似した場面に何回か遭遇したので、そのうちのひとつを書こう。

その日は、朝から三例の悪性腫瘍《しゅよう》の手術が予定されていた。私は初めのふたつは助手として参加、最後の症例は執刀することになっていた。

ところが、最初の手術が術前診断の甘さも加わって、予想外に時間がかかってしまった。ただし、甲状腺ガンの根治術としては、満足のいく内容だった。

二番目は乳ガンの手術だった。これも執刀医が丁寧におこない、多少時間はオーバーしたものの、ほぼ予定通りに終わった。しかし、全身麻酔からの患者の覚醒《かくせい》が悪く、ここでかなりの時間を要してしまった。

その結果、次の手術のための時間として、この病院の手術終了時刻午後四時までには、約一時間ほどしか残っていなかった。この時間内に全身麻酔をかけ、ガンの根治術をおこない、患者を麻酔から完全に醒《さ》まさせることは、到底不可能である。

結局、麻酔科医と看護師から、時間外労働はできないという強い要望があり、最後の手術は延期となったのだ。私としては、あと一時間ほど労働時間を延長してくれたら、充分手術ができると内心考えていたのであるが、残念ながらそういうわけにはいかなかった。手術室より受け持ち医を通して病棟に連絡され、最後の患者の手術は中止になった。


手術患者は、通常、手術当日は原則として早朝から絶飲食の状態におかれる。手術が午後に予定されている場合は、点滴などによって水分を補給するのが普通だ。しかし、ここでは経口摂取を禁止させたまま、ほかの水分の補給も一切しない。今回のケースも、患者は早朝から飲まず食わずの状態で、ただひたすら手術の順番が来るのをずっと待ち続けていたのである。

ところが、午後三時すぎになって突然、

「あなたの手術は中止になりました」

と知らされたのだ。まさに、寝耳に水である。

ひとりの患者が、外科的治療に同意するという意思決定は、大変勇気のいる心の作業だと思う。手術を受ける決意をし、手術日が決まると、精神的にも肉体的にも最良の状態で手術をしてもらおうと、体調を整え準備をするだろう。

そのような過程のなかで、手術前夜から術当日手術室に行くまでの時間は、どんなにか長く感じられることだろう。そして自分の身の回りを含めたさまざまな事柄が、断続的に胸中を去来しているのではなかろうか。しかし一方ではここまで来ると、早く手術が終わって欲しいという焦燥感が極点に達していることも事実ではないかと想像する。

このような一種の極限状態から、突然の手術中止というある意味では極めて悪い形で解放されることは、本当につらい仕打ちではないだろうか。自分の方に落ち度があったり、不都合が生じたのであればまだしも、これではどう考えても納得できないであろう。手術日までのせっかくのセルフコントロールも水の泡であり、精神的ならびに肉体的試練のやり直しである。

実は、小さな事柄だが、われわれ外科医にとっても同じことが言えるのである。すなわち一日を過ごすとき、手術を中心にしてその日のペース作りをする場合が多い。とくに大きな手術を執刀する際には、身体的にも精神的にもベストコンディションで臨もうとするために、一日の始まりからすべてに過敏な状態を余儀なくされる。

ところが理由はともあれ突然の手術中止は、それまでの緊張の糸がプツリと切れ、急に落ちこんだり、心の揺れがひどくなったり、非常に不愉快な精神状態で一日が虚《むな》しく終わるのである。もちろん、手術患者の苦しみとはくらべものにならないが。

もうひとつ、気になる点がある。

それは手術を受ける患者の家族についてである。連日激励の見舞いをし、たぶん手術当日は仕事を休み、雑事を済ませて病院に駆けつけることであろう。そして患者と同じ気持ちで手術が無事終わるよう祈りつつ、朝からずっと待ち続けているものと思う。それが突然、訳もわからない状況のなかで、手術中止の宣告を受ける。患者と同様に、家族の落胆する様子が目に浮かぶ。

「そうですか」

と引き下がる以外に術《すべ》がないとは、何とも気の毒な話である。

すでに述べてきたが、経済不況の波が否応《いやおう》なしにこんなところへも押し寄せてきているのだ。つまり現在、病院には多くの看護師を雇用するためのお金が不足しており、時間外労働に対して支払う賃金がないのである。

入院中の治療費は無料という優れた医療システムにもかかわらず、この矛盾はどういうことなのか。貧困が弱者を直撃している、悲しく心の痛む現実である。

あせりは禁物

「あせらず、気負うことなく、地道に、自分のできる範囲で」

ベラルーシにわたる前から、私の医療支援活動のモットーは決まっていた。

さらに、自分の専門領域における外科医としての能力の限界も充分承知していたので、決して無理をしてはならないと、心に言い聞かせていた。それゆえに、異国での医療現場に単独で参加するとは言うものの、気持ちの上ではとくに圧迫感や悲壮感もなく、日本を離れる前から淡々とした気分でいた。

甲状腺《こうじょうせん》ガンセンターでの生活が始まった当座、予想はしていたことだが、医療環境や機器・機材を含めた諸々《もろもろ》の医療設備が、これまで私が医療行為をおこなってきた場とはあまりにもかけ離れていたので、正直なところ少なからず面食らった。

「これは大変だぞ。しかしあせってはいけない。急げば摩擦を生ずるので、とにかく時間を費やす必要がある」

ときおりうねりのごとく押し寄せる不安を排し、そう肝に銘じて時間がたつのをひたすら待ち続けた。これぞまさに、忍耐以外の何ものでもなかった。また院内のあちこちで経験する医療システムの思わぬ相違も、私には結構こたえた。

長年、民主的な医療システムのなかで仕事をしてきた人間にとって、かつての旧ソ連時代そのままの特殊な命令系統のもとに動いている職場規律を、短期間にすんなり受け入れて馴染《なじ》むことは、それほどなまやさしいものではなかった。

もちろんこれらのシステムのなかには、むしろわれわれが学ぶべき事項も見られたが、一方でなぜこうも官僚的であったり、不合理なのかと立腹せざるを得ない手順も多くあり、果たして彼らは何も感じていないのか、どうして早急に改善しようとしないのかと不思議な思いにかられたりもした。

手術室や入院病棟など、実際の医療現場で見られる事柄のなかではなはだ驚いた点は、各人の職域分担が厳格に区分されていることだった。簡単に言えば、それぞれの人が自分の決められた仕事以外は一切関与しない、という態度なのである。

これは職務上の責任をきちんと遂行させるという意味では、極めて優れた制度だと思われる。しかし他方では非常に融通のきかないシステムだということを、現実の作業現場でしばしば感じた。

センターで医療活動を開始した当初、手術室などでときどき困ったことがあり、別の職域の人に頼んだり尋ねたりしても、

「ニズナーユ（私は知りません）」

と答えるだけで、物事がなかなか進行しなかったり、解決しないという場面に何回か遭遇した。そんなときには、

「ベラルーシの人は何と不親切なのだろう」

と、多少憤《いきどお》りをおぼえて不愉快に思ったりもしたが、この国の人々は決してそういうつもりではなく、きわめて当たり前と考えているのである。彼らは単に職務上の規則を遵守《じゅんしゅ》しているにすぎないのだ。

結局このような医療体制に充分慣れることも、この国での支援活動を円滑に進めていく上で大変重要な条件となるのである。そのためには、やはり忍耐と時間が必要だった。おもしろいことに「住めば都」とはよく言ったもので、慣れてくるとこのシステムが非常に単純明快に感じられるようになった。どこぞの国のように、複雑な人間

関係に無用の神経をすり減らす必要もなく、時間さえかければ事はそれなりに完遂されていくこともわかった。

このような場合、合理性や機能性を持ちだして、「日本では云々《うんぬん》」などと口をはさんではいけない。いや、はさむべきではない。「郷に入っては郷に従え」をきちんと守る必要がある。

一般に、日本人気質は常に「せかせか」「こせこせ」と、すべての面に性急さを求める傾向が強いと言われている。もちろん、そのことに気づいている日本人も多い。もっともこのようにして戦後の日本は、脇目《わきめ》もふらず今日まで突っ走ってきた。その結果、世界に類を見ない経済的繁栄をもたらしたことも事実である。しかし、そろそろ従来の歩み方を改めるときが来ているのではないかと感じる。そうしなければ、「経済」以外の分野で、世界をリードするにはほど遠い国のままで終わってしまうのではないかと、少しばかり危惧《きぐ》している。とは言え、最近は「経済大国日本」の基盤もぐらついているようだが。

イギリスの被害者救援活動の特徴は、「気長で、実践的で、謙虚である」と、最近ある新聞記事で読んだ。私はＮＧＯレベルでの救援活動の姿勢は、本来そうあるべきだと信じている。何らかの結果を早急に求めたり、華々しく騒ぎたててやる代物《しろもの》ではない。とくに事業を起こすわけではないのだから。

ただ、このような活動を展開していく際には、ある程度の財源が必要不可欠である。そのあたりが難しいところで、各NGOグループの悩みの種ともなっている。

日本では、近年NGOやNPOによる活動を多くのマスコミでとり上げる機会が増えている。だが、それもこれも度を越すと、むしろ「ボランティア後進国」のレッテルを貼《は》られかねないので心すべきではないかと考えるが、いかがなものであろうか。

わが愛する日本には、残念ながら各種企業団体のなかに、このような社会貢献への精神が育つ土壌が欠けている事実は否《いな》めない。世の中すべてが金で動くわけではないことを、賢明なる日本人はひとりひとりよくわかっていると思うのであるが……。


私がこのセンターに入りこみ、医療活動を始めてしばらく経《た》ったころ、何人かの医師から尋ねられたことがある。

「なぜ、遠い日本から、それも自分の仕事を辞めてまで、わざわざここに来たのか」

彼らは本当に不思議そうな表情だった。

「私のこれまでの人生はとてもハッピーだった。だから、今度は自分の専門の医療技術を生かして、少しはそのお返しをしたいのだ」

そう答えるのだが、彼らに私の言うことの意味を正確に把握してもらうためには、もう少し時間が必要なようであった。もっとも、この答えはあまりにも優等生的であり、私自身も面映《おもは》ゆく感じている。

案の定、院内で活動する期間が長くなるにつれ、センターのスタッフたちもようやく私の真意を理解してくれるようになってきた。それとともに彼らとの交流も深まりだし、さらには患者たちとのつながりまでも友好的な雰囲気のなかで大きく広がっていったのは、この上もなく嬉《うれ》しいことであった。

私はこのセンターに来てから終始一貫して、この国のすべてを認め、お互いが同じ目の高さで語り合うことを守ってきたつもりである。

それにしても、私のごとき人間的修養に欠けた者が、このような態度をとれるようになったのは、やはり年齢のせいかなと思う。

もし私がもっと若いときにこの地を訪れ、

「ベラルーシの医療を何とかしよう」

などと意気ごんでやってきたとしたら、たぶんとうの昔に焦《あせ》りの極みで絶望したり、院内のスタッフらと言い争いをし、挙げ句の果てにこの地を去っていただろうと想像している。ある程度の年齢を重ね、己をわきまえることができるようになったころにベラルーシ滞在を決行したのは、私にとって上出来の判断だったと自賛している。

現在、ガンセンター内の私が関係する医療現場では、ゆっくりではあるが、じわじわと求める方向に確実な変化が起こっている。短兵急にしかるべき成果を上げようなどとはまったく考えてもいなかったので、そのような動きにむしろ驚いている。

観光旅行ではわからないこと

「困ったなあ」

夜半より軽度の腹痛があった。朝までに数回トイレに起きた。前夜の食べあわせがいけなかったのかもしれない。

その日は月曜日。午前中より四例の手術が組んであった。そのうちのひとつ、甲状腺腫瘍《しゅよう》の手術は私が執刀する予定になっていた。

朝食は白湯《さゆ》一杯だけにして、とりあえず胃腸薬を内服した。

観光旅行や、病院視察ではよくわかってもらえない二、三のことについて書いてみたい。多少汚い話になってしまうが、ここでのトイレ事情についてご披露しよう。

この病院で働き始めたとき、とにかくいちばん驚き困惑したのは、病院のトイレの実情だった。まず、清潔さに欠けること。便座がないこと。トイレットペーパーがないこと。ドアにきちんと鍵《かぎ》がかからないことなどである。さらに困ったことに、手術室にはトイレが備わっていないのである。いったいどうなっているのであろうか。

われわれ外科医も人間である。胃腸の調子が思わしくないときもあり、そういう状態のもとで手術をしなければならないこともある。それゆえに外科医にとって手術室のトイレは、極めて重要な場所なのだ。

この病院のなかで私が関係するフロアのトイレの詳細については、緊急必要事項として、一応頭のなかにインプットしてある。先に述べたいくつかの理由から、このことは私にとって大変重要な意味を持つのだ。インプットされている内容とはたとえば、手術室にもっとも近い病棟のふたつのトイレのうち、左側にはきちんと鍵がかかるとか、三階の家族待合い廊下の右側は便座はないが比較的きれいだ、などといったことである。

幸いにも、これまでは緊急の事態が発生したことは一度もなかった。しかし、この

日は出掛けから気になり、
「遂《つい》に今日は危ないかなあ」
と、病院までの一五分ほどの道のりを歩きながら、どのように対処したら無難に乗りきれるかと、そればかりを考え通しであった。病院に到着後、即座に自分のできる万全の準備をして手術に臨んだ。

予定されている手術は、肺ガン、耳下腺腫瘍、甲状腺腫瘍ふたつであった。

朝食を白湯一杯のみにしたのが効を奏したのか、はたまた過度の緊張状態が腸管運動に抑制的に働いてくれたのか、いずれにしても懸念《けねん》された緊急事態は幸運にも回避され、無事すべてが終了した。全身の力が抜けるくらい、とにかくホッとした。そのときの嬉しさは、たぶん誰にもわかってもらえないであろう。

午前九時に手術室に入り、四例の手術が全部終わり、そこを出たのが午後四時。この日は他にたとえようもないくらい本当に疲れた。精神的にも肉体的にも。

このように、私は手術前夜は、食べもの、飲みもの、睡眠、精神状態などにことのほか気を遣っている。それもすべてこの病院の忌《い》まわしきトイレ事情のためである。いやしくも病院のトイレである。本当に何とかならぬものか！

だが、この国の経済状態では所詮《しょせん》無理な注文であろう。それにしてもこの病院の職員たちにはこのような経験がないのか。日ごろ何くわぬ顔をしているが、彼らに是非一度聞いてみたいと思っている。だがいざとなると、これがまたなかなか切り出せない話題なのだ。

そう言えば、私のミンスク滞在当初から、しばらく通訳をしてくれていたJCF事務局のS君には、おもしろおかしく笑って済まされないような気の毒な話がある。

あるとき病院で突如もよおして、急いで病棟のトイレに駆けこむも、男性患者たちがそこで喫煙していたので、冷汗をかきながら足早に別のトイレに直行した。無事に済ませて一息ついたのも束《つか》の間《ま》、はたと気がついてみれば、何と肝心の紙を忘れていた。冷汗が再びどっと額を濡《ぬ》らした。

「ああ、どうしよう」

暗く狭いトイレの中で、必死になってあちこちのポケットを探すと、一枚のハンカチが見つかったのである。

「助かったあ！」

しかしそれも一瞬のこと。暗がりの中でよくよく見れば、悲しいかな、それは彼が密《ひそ》かに想《おも》いを寄せていた女性からもらった、ピエール・カルダンのしゃれたハンカチであった。彼は迷いに迷った。思案の果てに、この非常事態をしのぐためにはこれ以外に方法はないと心に決め、遂に清水の舞台から飛び降りたつもりで、泣く泣くそれをトイレに流した。

遠くを見つめながら寂しそうに話してくれた彼は、どうにも諦《あきら》めきれないという表情であった。

彼女は何と言うだろう。しかしこの病院のトイレ事情を理解してもらえば、

「もうシリません」

とは言わないと思うが。S君もかわいそうに。

最近の彼は、この涙なくしては語れないアクシデント以降、どこか遠方に出かけるときは、ロール式のトイレットペーパーを必ずバッグの奥にしのばせている。

一方の私は、便座の要らない和式トイレのすばらしさを、今更ながら実感している昨今である。

この国で生活していると、もうひとつお世話にならなければいけないのは散髪である。次にそのことを書いてみる。

病院の帰りに、ひとりで理髪店に立ちよった。とにかく前の日からこのことが一番

気にかかっていた。言葉の問題があるので、こういう日常生活上の事象が一番つらい。

「七三に分けてあるこの髪型でお願いします」

とは言えないので、店の人によくわかってもらえるように、前夜からきちんと分けておいた。店に入ると、雑誌やテレビもない薄暗い殺風景な待合い室で、耳をそばだてながら緊張する場面がふたつある。

ひとつは何人かの客がおし黙ったまま順番を待っていて自分が最後のとき、次に来た客が

「クトー、パスレドニィ（誰が一番最後ですか）」

と尋ねるので、

「はい私です」

と言うか、手を上げて合図をしなければならない。すごく緊張する。もうひとつは、待合い室に隣接する仕事場（五～六人の理容師が働いているがほとんどが女性）から、

「プリハジーチェ（次の方どうぞ）」

と呼ばれるときである。ロシア語にいまだ慣れ親しめぬものにとっては、こんな簡単な言葉でも大変なことなのである。いずれも何とかクリアしてなかに入り、椅子《いす》に腰をおろすと、早速理容師さんに、

「私はロシア語が話せないのでよろしく」

と、いうようなことを言った。相手はフフーンと言いながら散髪にかかるので、こちらはすぐさま寝たふりをして、思い通りに無事終わるのをひたすら待つ。そのうちにシャキシャキとハサミの音をたてながら、ばかに短く髪が切られている気配はするが、話しかけられないように目を閉じているので、刈り具合がどう進行しているのか、皆目見当がつかない。

一応の整髪が終了したようだ。理容師さんが、最後に微妙に手を加えた後、

「フショー（終わりました）」

の声に目を開けると、なんとわが髪型はオールバックではないか！　それでも平然とした顔で、

「ハラショー、ボリショイスパシーバ（結構です、どうもありがとう）」

と言って料金を払い、そそくさと店を出た。歩きながら周囲の人の目が気になる。アパートに戻るなり急いでシャワーを浴び、たった今せっかくきれいに整えられた髪型を洗い流し、七三のスタイルに分け直したが、なぜかおかしい。当たり前である。オールバックで整髪しているので、七三で不格好になるのは当然のことなのだ。

「まっ、いいか」

散髪料金は約四〇〇円。日本でならこの一〇倍は取られる。これじゃあ文句も言えまい。

一時帰国した際、行きつけの理容師さんにこの話をした。

「お客さんの頭をオールバックにするのは難しいよ。あちらの人は余程の腕があるんだね」

と言われた。そうか、ミンスクの理容師さんはスゴインだ！　それでも髪の毛が伸びてくると、やっぱり気が重くなってくるのである。髪の毛の重さのためではなく。

国立バレエ・オペラ劇場にて

さすが、本場のバレエはすばらしい。

されど、同じ国立の施設であるのに、なぜこれほどまでにガンセンターと差があるのだろうか。

私は呆気《あっけ》にとられるというより、やや腹立たしい気分に襲われた。私自身の個人的な感覚から言えば、どう考えてもおかしいのではないかと思えて仕方がなかった。

ミンスクで長期滞在するにあたり、デミチク教授は、

「時間を見つけ、この国の文化や芸術にもできるかぎり接してください」

と、助言してくださった。

ガンセンターの生活にもだいぶ慣れてきたある春の夕べ、早くもバレエ鑑賞の機会が訪れた。私は田舎者ゆえ、これまで日本でバレエやオペラなどは一度も観《み》た経験がない。

今夜の演目は「眠れる森の美女（The Sleeping Beauty）」であった。名前だけは有名なので聞いたことはあるが、恥ずかしいことに、その内容についてはまったく知らなかった。

ベラルーシ国立バレエ・オペラ劇場は、大変重厚な様式の建造物である。約五〇年ほど前に建てられたそうだ。建物の内部は光沢のある大理石で構築され、全館の壁面装飾なども目を見張るばかりである。ふんだんに設置された上品なシャンデリアの照明が、惜しげもなく眩《まぶ》しいくらいに館内を照らしていた。収容人員は一五〇〇人ほどで、三階席まで設けられた豪華な劇場である。ここにいると、この国が現在経済不況の真只中《まっただなか》に迷いこんでいることなど、とても信じられない。

このバレエ劇場は、言うなれば健康な人間が自国の代表的な芸能にどっぷり浸り、楽しみ味わうための施設である。

一方病院は、身心ともに病んだ人々が癒《いや》されるための施設である。国立劇場の整備された環境と贅沢《ぜいたく》さに引きかえ、ガンセンターの古いままの建物。院内の暗さや汚れ、医療設備の貧弱さは、いったいどういうことなのか。いずれも国の施設であるにもかかわらず、このギャップはなぜなのだろうか。これはどこか間違っているのではなかろうか。

バレエに心を奪われながらも、こんな考えが私の頭のなかをぐるぐるかけめぐった。病院を、快適性（アメニティ）も兼ねそなえた癒しの空間と考える時代は、この国ではまだまだ先のことであろう。

ところで、この日の私の座席は、一階の前から六列目。しかも幸運なことに舞台中央正面で、バレエやオペラの鑑賞には最良の場所に位置していた。

バレリーナの息遣いの様子や、照明に照らされた額の汗までもつぶさに観ることができ、本当にびっくりした。さらに驚いたことに、一番高いと思われるこの席の値段は、日本円に換算してわずか二五〇円である。なぜこれほどまでに安いのか。

もしこれが日本だったら、おそらく目の玉が飛び出るほどの金額であることは間違いないであろう。

私が想像するに、国からの多大な支援によって、できるだけ多くの国民がベラルーシの文化に直接触れ、そのことによって、自国の文化的財産を大切に守り育て、誇りを持ってもらうための国策の現われではないだろうかと考える。

満席の館内を見渡すと、大人に混じって子どもたちの観衆が結構多いことに気がついた。聞いてみると、首都のミンスク市から遠く離れた地方からも、教師に引率されて学校単位でバレエ鑑賞に来ているそうだ。もちろん彼らの入場料金が、一般のそれとくらべはるかに安いのは言うまでもない。

このように国が伝統文化に早い時期から慣れ親しむ機会を与えることは、非常に重要と思われる。こうすることによって子どもたちは自分の国を知り、ひいては国を愛する心をはぐくんでゆくのではないだろうか。

これは優れた教育方法のひとつであると、私は大変羨《うらや》ましく思った。

日本では従来、伝統的古典芸能の歌舞伎《かぶき》や能楽などは、どちらかと言うと、ある特殊な人々や愛好者たちが、高い料金を払って観に行く傾向にある。最近少しは変化の兆《きざ》しも見えつつあるようだが、それでもまだ普段着のままで溶けこめる、庶民レベルの文化の域にはほど遠いのではないかと思う。

どんなに国は貧しくとも、このあたりの文化に対する考え方は、「金持ち」日本と比べてベラルーシの方が格段に優っている。病院との比較はともかくとして、わが国民も早くそれに気づき、大いに見習いたいものだと痛感した。

話は少し変わるが、ベラルーシには国立バレエアカデミー（学院）がある。国をあげて優秀な舞踏手の育成に努めているもので、ミンスク市の中心部よりやや離れた閑静な地区に存在している。私はひょんなことから、ここを訪れる機会に恵まれた。

このアカデミーは、モスクワのボリショイバレエアカデミーと同系列で、大変由緒《ゆいしょ》のある名門校だ。近年、モスクワのアカデミーがさまざまな事情でレベルダウンしているため、ベラルーシの方が優っているとも聞く。全校生徒は男女合わせて二七〇人ほど。ベラルーシ全土より生徒が集まってきており、原則として男女ともに全寮制である。基本的には九年制を敷き、外国からの留学生も受けいれている。

構内は広々として大変明るい雰囲気で、清潔な感じを受ける。そして種々の設備がよく整っている。全寮制ということもあり、校則が厳しく生徒たちのマナーもよい。九年制に入学する生徒には、バレエの他に幅広い教育、すなわち通常の科目や一般教養の授業も並行しておこなわれている。さらに外国語教育として、英語をはじめ、フランス語、ドイツ語が専門教師のもとで教えられ、世界に通用する舞踏手を育てあげる意気ごみが感じられた。

アカデミー内の保健施設も案内してもらった。そこには常勤の小児科医や歯科医が控えており、いつでも対応できるような態勢にあり驚いた。

女性校長の話によると、生徒たちの健康のことが一番心配であり、常に体調を整え、万全の状態でレッスンに臨む必要があると言われ、そのきめ細かい配慮に感心した。

後日、私は彼女からの依頼を受け、甲状腺《こうじょうせん》検診のため再訪したが、とくに問題のある子はいなかった。彼女もチェルノブイリ事故のことを大変心配していたので、この検診結果を非常に喜んでおられた。このようにすべての面でいき届いた環境のなかで厳しい訓練を受け、世界的なバレリーナが養成されていくのだろう。

私がこのアカデミーを訪れたとき、ちょうど日本からも五人のチャーミングな女の子たちがバレエ留学していた。親元を離れ、連日それぞれ大変厳しいレッスンを受け、それに耐えて励んでいる彼女たちに心からの応援を送った。

アカデミーからの帰り際《ぎわ》、ひとりの経験豊かなバレエ教師にそっと尋ねた。

「日本からの生徒たちはどうですか?」

「そうね。彼女たちの努力は高く評価したいわ。でも……」

そこまで言ってから、彼女は茶目っけたっぷりに含み笑いをした。しかしそのあとは何も言わなかった。彼女は何を言いたかったのだろうか。努力だけではどうしても越えられない何かがあるのだろうか……。

でも、それはそれでしょうがない。

日本からの留学生の皆さん、世界一のプリマを目指してバレエに打ちこんでくださ い、と再度心のなかでエールを送りながら、アカデミーをあとにした。

五　外科医の日常

日本の医療支援

「今日の縫合針はよく切れるね。ハラショー（すばらしい）」

思わず私がそう言うと、若い助手のアンドレーも、

「ダー（そうですね）」

と、ほっとした表情でうなずく。すると、私の横で器械出し（手術器具を執刀医や助手に手渡す役目）をしている看護師のカーチャが、間髪を入れず、

「これ、日本から贈ってもらった針よ」

と、いつもの大きな瞳《ひとみ》をキラキラさせながら笑顔で答えた。

「あ、そう」

私も嬉《うれ》しさのあまり、思わず笑みがこぼれてしまった。

ここのところ、手術室において「日本《イエポニャ》」という言葉をよく耳にする。異国で生活するとき、良い意味で日本という言葉が使われているのがわかると、心から喜びをおぼえ、気持ちが軽くなる。海外での生活経験のある人ならば、誰でも必ず同じ思いをするであろう。

彼らは日本からの支援物資を心待ちにしているのだ。

「日本から援助してもらったドレーンやスキンステープラー（皮膚創縫合器）がもう終わってしまいました。何とかなりませんか」

そんな言葉を耳にする機会も増えた。ガンセンターでは、これまでドイツからもドレーンを支援してもらってきた。しかし、現状を見ると日本の製品の方が、機能的に優れているようだ。患者の美容的立場からも好評である。たしかに私もそう思う。日本からのドレーンは数種類のサイズがあるので、甲状腺《こうじょうせん》ばかりでなく、乳ガンなどの手術後にも使用している。医師のみならず、患者たちからも非常に喜ばれている。

愉快なことに、デミチク教授は、日本製のドレーンにぞっこん惚《ほ》れこんでいる。以前はドイツやフランスの製品を使っていたが、最近は日本製品を強く希望する。私が一時帰国する際も、

「ひとつだけお願いがある。できたら甲状腺手術用のドレーンを忘れずに持ってきてほしい」

と念を押すほどだ。あたかも、他のことは二の次でもいいからと思えるほどの口ぶりである。

スキンステープラーも大変喜ばれている。これを使うと、縫合部の傷跡があまり目

立たない。近年、甲状腺の手術では、患者のQOL（Quality of Life＝生活の質）の観点から、美容的・形成外科的配慮がきわめて重要になってきている。とくに小児や若い女性にとっては欠くことのできない問題である。もちろんそれ以外にも、手術時間の短縮や創感染の防止に役立っている。しかし、若干高価なのが難点だ。

このガンセンターで、甲状腺の手術患者全員にスキンステープラーを使えば、年間千数百個も必要となる。これはとても不可能な要求なので、現段階では主に子どもの手術症例に対し、優先的に使用している。

実は、今ここにあげたいくつかの手術用器材は、医療救援物資としてはそれほど高額の物品ではない。これまで日本も含めて、諸外国からの支援物資のなかに、あまり必要とされていない、かなり高価な医療機器や機材が送られてきたことが少なくないとの話を聞いている。せっかく供与してもらっても、倉庫に眠ったままだったり、部屋の隅に埃《ほこり》をかぶったままの状態で忘れ去られている場合もある。

私は幸運にもこのセンターの医療現場で実際に働いているので、どんな物品が必要なのか、使用頻度に応じての必要性のチェックができる。逆にそれほど入手希望をしていない器材・機器についてもわかり、需要と供給のバランスをつぶさに知ることができるからありがたい。

私が日々の医療現場からリアルタイムに情報を発信すると、日本の市民グループを介して、多くの心やさしい方々がすばやく反応してくれる。的を射た国際援助とは、まさにこのことだと思う。このような大変効率的な対応が、双方の信頼関係を一層高め、結果として相手側からの深い感謝が得られているものと想像する。


ここでひとつだけ、この病院の救援物資受け入れ機構について触れておく。正直言って、極めて官僚的で融通のきかないシステムだ。

援助物資が病院に届くと、まず院内に物資受け入れ委員会が設置される。次いで委員会は搬送されたすべての物品について、名称・数量・有効年月日など、こと細かに調査し、支援先からの送付リストと照合する。そしてその結果を最終責任者の院長に報告し、最後にどの部門に配置あるいは配布するかが決定される。とにかくこの委員会のチェックが終了するまで、ただひたすら待つだけである。

たしかにある面では、間違いや不正のないよう厳しく調査することも大切と思う。しかし、一方では早く使用したい器材や機器もある。このあたりの配慮がまったくみられない。今でこそこの病院、いや、この国のシステムやスタイルに慣れたが、最初のころは腹が立って仕方がなかった。

ちなみに、支援物資がセンターに到着後、実際に使用するまでに、超音波診断装置は三カ月、手術用電気メスは一カ月、教育用ビデオデッキは三カ月、ドレーンは三週間、吸入器や血圧計は一カ月の期間を要した。だが、このようなときでも「日本では」などと決して口に出してはいけないのである。

現在、日本のNGOによるチェルノブイリへの支援形態（研究目的の活動は除外）を大別すると、次の三つに集約される。

1. 医療支援
医療機器や機材などの供与、医薬品の供与、医療従事者の日本への研修招聘《しょうへい》。

2. 保養支援
ベラルーシ国内のサナトリウム運営の援助、汚染地域児童の日本への招待（受け入れ）。

3. 生活支援
非汚染食品などの供給、生活必需品の供給、文化的アプローチによる物心両面からの支援。

これらの支援・救援活動がより効果的に機能するためには、現地の信頼できる専門家や関連機関の協力が大変重要であろう。これは、相手の顔が見える支援体制を築くことになるからである。さらに、現地に任せきりの援助形態を決してとらぬように心がけるべきだ。すなわち、救援物資や支援器材の活用状況や有効性などを、定期的かつ的確に把握することが大切である。こうしないと、一方通行による単なる自己満足の支援活動に陥ってしまう可能性が強い。また、効果的な援助を維持するためには、各ＮＧＯグループが自分たちのサイズに見合った活動を、無駄なく長期的に継続する方法が一番望まれる。

私がベラルーシで医療援助活動をしているなかで、今後さらにきちんととり組んでいかなければならないと考えているのは、教育支援のことである。医療のさまざまな分野における専門家の養成、ならびに現地のレベルアップを促進する必要がある。なかでも臨床検査技師や臨床心理士（サイコセラピスト）、ソーシャルワーカーなどコメディカルワーカーの育成が急務の課題だ。

チェルノブイリ事故の後遺症として、これからますますクローズアップされてくるのは、手術を受けた子どもたちとその両親、そして今なお汚染地域に生きる人々の、暗く果てしなく続く心の病いである。

医療救援活動を続けるNGOグループのみならず、諸外国の行政機関もこの事実にもっと関心を寄せ、早急に対策を講じないと大変なことになると心配している。

さて、これから述べることは、私自身の勝手な夢物語である。

ベラルーシ共和国政府と外国からの支援団体が協力して、諸々《もろもろ》の医療設備や各分野のスタッフが充実したモデル医療施設を作る。そしてこの整備されたセンターを中心に、ベラルーシ全土に先進国並みの医学・医療効果を波及させる。その結果、ベラルーシの医療のボトムアップ（底上げ）が促進され、ひいてはチェルノブイリ事故による健康障害者の救済に還元されるのではないか……。そんなことを夢見ている。

私たちの救援活動のゴールは、ベラルーシ共和国自身の手によって、よりよい医療制度が確立されることだ。その日のため、たとえ道は遠くとも時間をかけ、息の長い支援を継続させていかねばならないと考えている。

恐怖の金曜日

この病院では、毎週金曜日を「外科医の日（Surgeon's day）」と呼んでいる。一週間の仕事、すなわち術前術後の患者管理、そして連日の手術。どこの国でも外科医たちは、その仕事の性格上、肉体労働にあけ暮れるので、週末ともなると何となくほっとし、心と体を癒《いや》したくなるのである。

北国の夏がさわやかに過ぎゆく、ある金曜日。午後四時前には三階病棟での手術もすべて終了。今週も無事に終わってよかったなあと、安堵感《あんどかん》にひたりながら術衣を着替えていると、助手を務めてくれたミハイロヴィッチが声をかけてきた。

「今日はこれから予定がありますか？」

「いや、特別ないけれど」

私が答えると、彼はすかさず、

「今、医局で医師たちが待っているので、いっしょにいきましょう」

と誘ってくれた。今日はウィークエンド。私自身もこのセンターの生活にかなり慣れ、そろそろ若い医師たちとも親しくなる必要があると考えていたので、即座に同行することにした。

医局ではオシュポフとゲンナジーが、すでにグラスを傾けながら、私が来るのを待っていた。早速コニャックで乾杯。日本ならば「まずビールで」というところだが、この国では普段あまりビールを飲まない。理由は定かではないが、もしかしたら存分に酔えないからかもしれない。また、ビールを冷やして飲む習慣もないようだ。

もうひとつ困るのは、小さなグラスではあるが、なみなみ注がれたアルコール度数四〇%のコニャックやウォッカを、乾杯のたびに一気に飲み干さなければいけないことである。これが礼儀なのだそうだ。こういう類《たぐい》の作法には、多少例外もあってよいのではないかと、この国の酒の席ではいつも思うのであるが……。

トマト、キュウリ、黒パン。オシュポフ手作りのサンドイッチを肴《さかな》に、杯が重なる。コニャックが空になると、次はワインだ。

ロシア語による彼らの会話はほとんど理解できないが、時々ゲンナジーが英語で説明してくれる。彼は三年前、秋田大学医学部の小山研二教授のもとで、一年間の消化器外科の研修経験がある。いき届いた受け入れ体制と親切な心配りに大変感謝しているというゲンナジーも、「日本大好き」人間のひとりだ。

いずこも同じである。彼らの会話は、興味ある症例の診断や治療方針の話から始まり、手術の話題に発展する。そして次第にテーマは職場の人間関係へと移ってゆく。当然のことながら、女性の噂話《うわさばなし》なども飛び出す。このあたりになると多少酔いも回ってきているので、彼らの口から病院内の思わぬ風評や情報を得ることができ、私にとって大変ありがたいチャンスである。

一方彼らは話の合間に、日本のNGOグループによる医療機器や手術器材の支援に対し、深い感謝の意を示してくれた。もちろんこの医療救援がチェルノブイリ事故に対する援助であることも、よく理解していた。

一時間半ほどの楽しいパーティーであった。ほどほどに酒もまわり、気分よく帰ろうとすると、ゲンナジーが、

「この会はまだ終わったのではありません。次はオシュポフの友人の家に場所を移してパーティーを続けますから」

と、私を引き止めた。躊躇《ちゅうちょ》していると、彼はニコッと笑ってこんなことを言う。

「日本にもあるじゃないですか。『ハシゴ』という習慣が」

これには恐れ入った。

正直なところ、一週間の疲労が蓄積しているので、早くアパートに帰ってゆっくりしたかった。しかし彼らの心からのもてなしを無下に断るのも申しわけないと思い、次のパーティー会場に連れていかれた。

そこは、三〇代後半の女性のアパートで、彼女にはふたりの子どもがいた。すでに連絡があったものとみえ、彼女はベラルーシの家庭料理を、テーブルいっぱいに並べ

てくれていた。ライス入りの野菜サラダ、ジャガイモの丸ごとバター炒《いた》め、ハム、ソーセージ、イワシの缶詰。ここでもまたコニャックにビール、シャンパン、とどめはウォッカをしたたか飲まされた。さすがにかなり酔ってしまった。

ただ、ベラルーシの一般家庭に招かれる機会は非常に少ないので、普通の人々の暮らしぶりを垣間見《かいまみ》ることができてよかった。

心地よい夏の一日が終わり、外も大分暗くなってきたので、ここを辞去することにした。今度こそ帰ろうとすると、彼らは「まだまだ」と許してくれず、「次はコーヒーだけ」と、ゲンナジーのアパートに連れていかれた。結局またワインとコニャックをいくらか飲まされた。

それにしても、この国の人々はどうしてこんなに酒が強いのかと、不思議に思う。最後はミハイロヴィッチのアパートでのコーヒーに誘われる。

「明日は日本からの大切な客に会う約束があるんだ」

そんな出まかせの言葉を並べ、ほうほうの体でアパートに戻ってきた。時計の針は午前一時半をさしていた。その日は早朝から頭痛と胃部の不快感で、終日苦しむことになった。

この国の人々と友好的になるためには、とにかくアルコールに強くならないとダメ

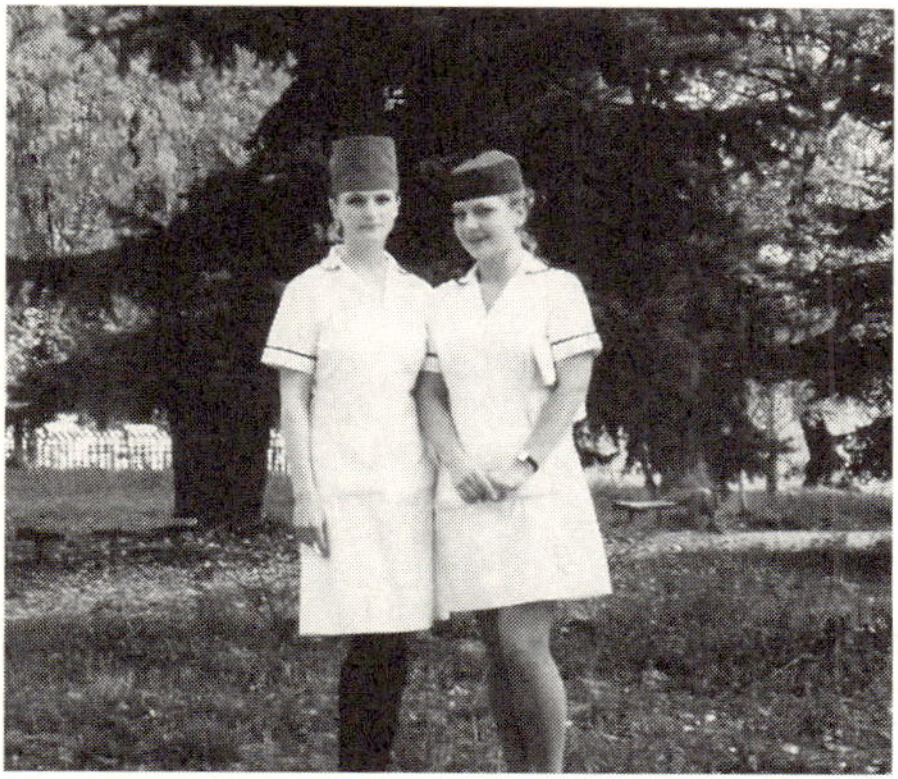

ガンセンターの看護師

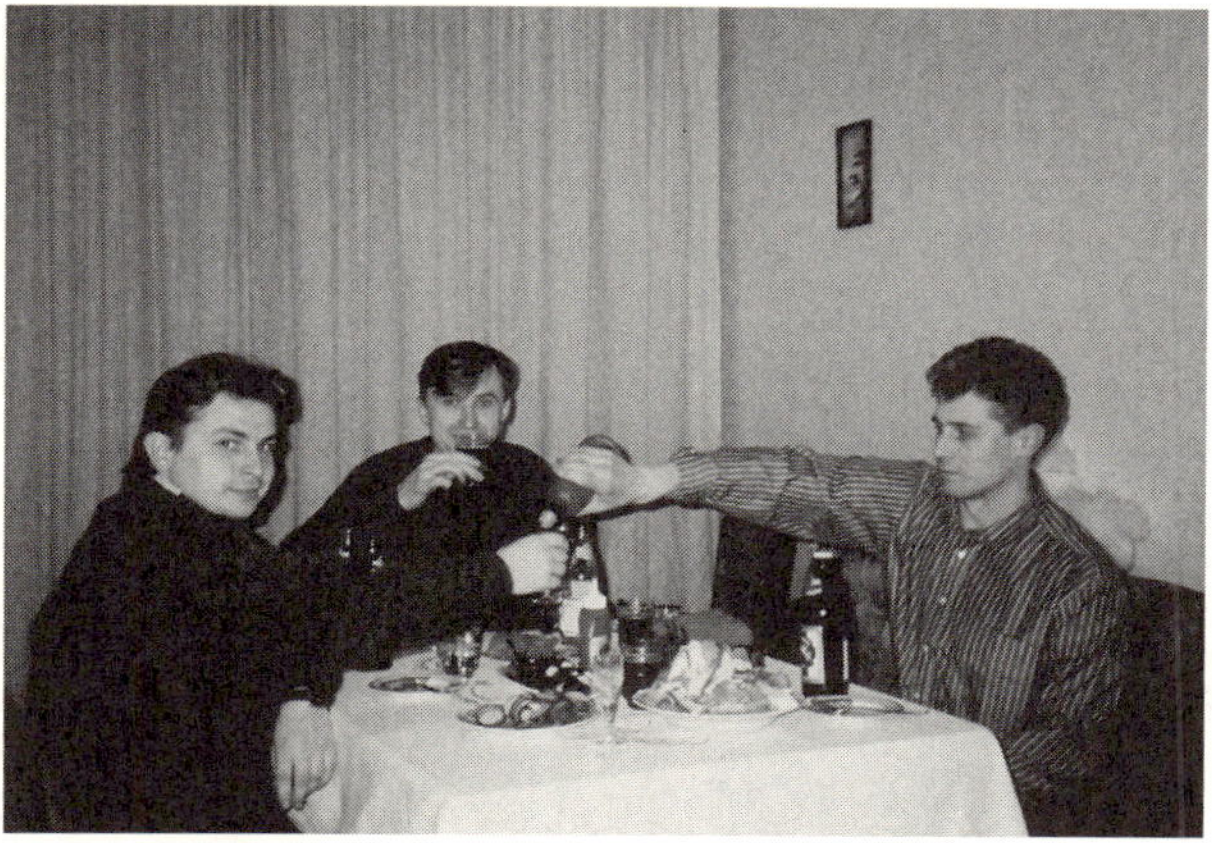

恐怖の金曜日

である。彼らが歓待してくれる気持ちも嬉《うれ》しいが、願わくばもう少しアルコール度数の低い飲み物が欲しい！

後日、ユーリーが、

「ヘビードリンカーの医師とは、酒を飲まない方がよい」

と忠告してくれた。しかし、彼らとの友情や、若者たちの生の声を聞かせてもらうのも、私にとっては大切なので、どうしたものかと悩んでいる。もっともユーリーの言うとおり、体調を崩してまですることではないと思うのだが。

そんな悩みもなんのその。

それからしばらくたった初秋のある晩。夕方から医局で飲んでいた数名の医師たちが、看護師を連れて突然私のアパートを訪れた。

あり合わせのつまみと酒でその場をしのぎ、雑談を交わした。そのとき彼らが、

「You are a good man and a good surgeon（あなたは良き人で、良い医者だ)。これからも一緒に仕事をしていこう」

と言ってくれた。お世辞とはわかっていても、少なくとも彼らが私に対して悪い感情を持っていないことだけは確信できた。すでにかなり酔っているのであろうか、ロ

シアの歌まで出てきて驚いた。

その後も突然の来訪者は少なくない。日本では「花の金曜日」などと浮かれているが、ここベラルーシでは「恐怖の金曜日」である。「ひょっとして今夜も?」とおそれおののく外科医の日の夕べである。

患者からのキス

「わあ、感激した! これで今、先生が甲状腺《こうじょうせん》ガンセンターのなかでどんな状況にあるかがよくわかりました」

日本チェルノブイリ連帯基金（ＪＣＦ）副理事長の高橋卓志さんら一行が、日本からの医療支援物資を手荷物として持参し、このセンターに到着した。一階の廊下で偶然私とばったり出会い、久しぶりの挨拶《あいさつ》を交わしているところだった。

ふたりで立ち止って話をしていると、そのなかに突然ひとりの婦人が割りこんできた。彼女はそっと私の右手を取り、押しいただくようにして手の甲にキスをした。そして、

「スパシーバ、ノルマーリナ（ありがとう、もう大丈夫です）」

と深い感謝の言葉を、何度も添えてくれた。

これもまた、偶然の予期せぬ出来事だった。彼女は、私が数カ月前に手術をおこない、すでに退院した患者であった。たぶんこの日は外来を受診し、ちょうど私を見かけたのだろう。一瞬びっくりしたが、居合わせた高橋さんたちは、この光景を見てもっと驚いたことだろう。それが冒頭の言葉として、思わず彼の口からこぼれ出たものと思う。

不思議なことに、このハプニングを経験した数週間後にも、嬉しいような、そしてちょっぴり恥ずかしいような出来事にいくつか出会ったので書いてみたい。


その日、予定された三例の手術が終わり、二階にある手術室から三階の自分の部屋に戻ろうと、空腹感をおぼえながらゆっくり階段を昇っているときだった。ヒョイヒョイと階段を駆けおりて来た長身の男性が、突然私を呼びとめた。

「ドークトル、ボリショイスパシーバ（先生、どうもありがとう）」

私は足を止め、彼を見た。私服を着ていたので一瞬誰だかわからなかったが、顔つきからその男性は、先日私が執刀した患者だとわかった。

「ダモーイ？　カークデェーラ（家に帰るのですか、退院ですか。具合はどう？）」

私はおぼつかない単語を断片的に並べて、彼に尋ねた。するとその患者は大きくうなずき、突然私の頰にキスをした。

「フショー、ノルマーリナ（すべて順調ですよ）」

そう言って親しみをこめた笑顔を見せながら、右手の親指を高く突きだした。そして、

「ダスビダーニア（さようなら）」

と言ったかと思うと、軽やかな足取りで階段を駆けおりて行った。私もダスビダーニアと手を振り、彼が階段の向こうに消えるまで見送った。

また別の日は、私の参加した手術がふたつだけだったので、正午近くには部屋に戻ることができた。三階の待合廊下を歩いていると、三週間ほど前に私が甲状腺と乳腺の両方を一度に手術し、経過もよく無事退院した六〇代の女性が、ご主人らしき男性と一緒に長椅子《いす》に坐《すわ》っていた。私は彼女をよくおぼえていたので挨拶をした。

「ドーブルイジェーニ、カークデェーラ（こんにちは、いかがですか）」

「ハラショー、ノルマーリナ（大丈夫です）」

彼女は微笑《ほほえ》みをたたえてそう答えたあと、その男性といっしょに立ちあがり、私の

後ろを黙ってついてきた。なぜだかよくわからず、

「シトー？（何ですか）」

と尋ねると、彼女はロシア語で何かを言うのだが、残念ながら私にはまったく理解できなかった。たぶん、私の隣の部屋にいるデミチク教授に面会を希望しているのだろう。勝手に判断して、デミチク教授の部屋を指さし、

「教授はここですよ」

と言ったあと、自分の部屋に入りドアを閉めた。ところが一分もたたぬうちにドアがノックされた。急いで開けると、そこには先ほどのふたりが立っていた。彼女の夫は退役軍人と見え、カーキ色の制服をきちんと着て、姿勢正しく丁重な挨拶を述べてくれた。しかしここでも、私はほとんど理解することができなかった。ただ、ボリショイスパシーバという感謝の言葉だけはわかった。そのあと、彼らから上等のシャンパンスカヤを手渡されたのだった。

ガンセンターで働き始めてから、こんなことは初めての経験である。この婦人は退院後、夫と連れだってわざわざお礼に来てくれたのである。

ロシア語も満足に話すことのできない、外国人の外科医から手術を受けたにもかかわらず、このような形で感謝の意を表わしてくれるこの国の人々。あらためて親愛の

情を強くおぼえた。

深まりゆく北国の秋の陽射《ひざ》しがやわらかく降り注ぐ窓辺で飲んだコーヒーは、格別の味を醸《かも》し出していた。


秋も終わりに近づいた、ある寒い木曜日。毎週木曜は手術のない日である。病院に着いてから白衣に着替えていると、ドアをノックする者がいた。

「ダー、パジャールスタ（はい、どうぞ）」

ドアが開き、にこにこしながらひとりの老婦人が入って来た。彼女は一週間ほど前に、私が乳ガン手術の執刀をした、まだ入院中の患者だ。彼女も英語はまったく理解できないので、私もお手上げである。色々お礼の言葉をしゃべっているのであるが、恥ずかしいことにこちらも、

「パジャールスタ（どういたしまして）」

の連発である。それから彼女は、袋のなかから大きなチョコレートの箱とコニャックを取りだし、私の机に置いた。私が身振りも交えて、

「ニエニエ（いけません、いけません）」

と言うも、彼女はまったく聞き入れてくれない。そしてふくよかな体で私を抱きよ

せ、頬擦りをしてくれたのである。

こういうとき、私はどう対応してよいのかわからないので、今度は、

「スパシーバ」

をくり返すだけだった。

それから数日後のある夕方、私が帰宅しようと待合廊下の前を通ると、先日の老婦人が、ドキッとするような見目麗《うるわ》しいジェーブシカ（若い女性）と話しこんでいるではないか。彼女は私を見ると、

「これは私の娘です」

と紹介してくれた。私も、

「ドーブルイヴェーチル（こんばんは）」

と挨拶をした。それから彼女は、自分の娘に向かって、

「これが私の手術をしてくれたドクターだよ」

と説明した。娘は碧《あお》い瞳《ひとみ》を輝かせ、英語で「ありがとう」と言った。しかしそれ以上の言葉は知らないようだった。この老婦人は私に、自分の娘についてもっと色々話したいように見えた。そのとき私は一瞬、

「ひょっとして、この老婦人は私が独身とでも思っているのだろうか」

と訝《いぶか》った。幸か不幸か私はロシア語が話せないので、それ以上の会話もなく、笑顔で挨拶をして階段を降りた。

晩秋の肌寒い夜道を歩きながら、そう言えば自分が若かったとき、日本でもそんなことがあったなあと懐《なつ》かしい気持ちになり、思わず頬をゆるませながら家路を急いだ。日本で身につけさせてもらった医療技術で、ベラルーシの人々に感謝してもらえている。そんな自分をこの上もない幸せ者だとつくづく感じる。

日本からの訪問者

「菅谷先生、早くも勲章をもらったんですか？」

その日は日本の薬品業界の欧州視察団一行総勢二二名が、医療救援物資を手にしてガンセンターを訪れていた。

彼らは病院二階のカンファレンスルームで、デミチク教授からチェルノブイリ事故後の小児甲状腺ガンの現状に関する詳細な説明を受けた。そのあと活発な質疑応答があり、最後に記念撮影に移った際、そのうちのひとりに真顔で尋ねられたのだ。他の方々も、私の白衣の胸ポケットに揺れているカラフルな飾りものが、ずっと気になっていたようである。

もっとも、ここを訪れる日本の皆さんは、一見勲章のように見えるこの美しい胸飾りについて、必ず聞いてくる。

「よくご覧ください」

いつのときも、私はこの心のこもったかわいらしい胸飾りを近くで見てもらうことにしている。それは日本とベラルーシの国旗をそれぞれ実物と同じ色のビーズで作り、交互に並べ、一本の青いビーズの紐《ひも》につるし、両端に安全ピンをつないだ何とも微笑ましい、友好の胸飾りである。

実はこの夏、日本から予想外に多くのグループがミンスクを訪れた。そのなかに、高校生や大学生が参加したスタディツアーが二組あった。この美しい胸飾りは、そのうちのひとつ、九州からのグループに参加した女子大生が、日本を出発する前に自分たちの手で作り、わざわざ持ってきてくれたのだ。彼女らは病院に私を訪ね、センターでの活動状況などについて話し合ったあと、

「この飾りを胸につけて、これからも医療支援活動を続けてください」

と、力強く励ましながら、私の白衣の胸に留めてくれた。

大和撫子《なでしこ》を思わせる乙女たちの細やかな心配りに、いたく感激した次第である。そ

して、日本にもこういう若者たちがいることを知り、少しばかり安らぎをおぼえた。

この友好の胸飾りは、今や私のトレードマークにもなっている。病棟回診の折など、バーブシカ（おばあちゃん）たちは、

「クラシーヴァヤ（きれいだね）」

と笑顔で褒めてくれる。そんなときは嬉しくて、私もつい大きな声で、

「スパシーバ（ありがとう）」

と返事をする。


もう一組の若者のツアーは、信州の高校生のグループであった。彼らは数年前からチェルノブイリ事故の汚染地域に住む人々に、深い関心を寄せていた。指導教諭と学習会や討論を重ねた結果、現地を是非訪れてみたいという思いにかられ、それぞれの両親の許可を得て、ベラルーシ訪問にこぎつけたと聞いている。

もちろん、ツアー遂行に当たっては、関係する多くの方々の暖かい応援と、細部にわたる慎重な配慮があったものと思う。

ベラルーシへの旅は彼らなりに自分の目で現状を確かめ、それらをありのままの姿で記録に留めておこうという目的もあったようだ。事実、ガンセンターを訪問した際

も、旅行前の綿密な計画に従い、盛りだくさんの取材をおこなっていた。

なおこのスタディツアーの参加者全員が、私への食料救援ということで、それぞれ白米三合ずつを、かなりの重さにもかかわらず持ってきてくれた。お米以外にも、信州の漬物や味噌《みそ》などを彼らの親たちが持たせてよこし、これまた心やさしき後方支援に感謝の念を深くした。

高校生や大学生という感受性の敏感な年代に、このようなスタディツアーを経験するのは、大変すばらしいことだと思う。これからも若者たちの体験ツアーが増えて欲しいと思っている。ただし、それなりのお金はかかるが。

少なくとも、この夏の貴重な旅を通して、彼らは健康のありがたさや多くの人々との出会いの大切さを感じとり、自分自身の生き方を見つめ直すきっかけをつかんでくれたものと信じてやまない。

これは後日談だが、九州のグループでは、この旅を通して若者たちのチェルノブイリ支援活動に対する関心が一段と高まり、その姿勢もより積極的になったと聞いている。また信州の高校生の親たちからは、このツアー以後、子どもたちの生活態度や言動に明らかな変化が現われ始めたと、喜びや驚きの声を聞かせてもらった。

若者の旅という共通項でくるならば、この夏もうひとつのさわやかな訪問者があったことを追記しておきたい。

九月初旬の土曜日の朝、突然日本の青年から電話がかかってきた。

「昨夜、リトアニアから車でミンスクに到着し、今ホテルにいます。お時間があればお会いしたいのですが」

彼は東京の大学三年生。アルバイトで資金を稼ぎ、ひとりでユーラシア大陸横断旅行をしているとのことである。

今年の五月、私が一時帰国した折、東京で開いた報告会に参加してくれ、私のチェルノブイリ医療救援活動に対してできるだけ応援したいと申し出てくれた。さらに驚いたことに、このひとり旅が終わったら旅行記を出版し、その売上金の一部を私の活動資金に提供するつもりだと、実に朗らかな笑顔を見せながら語ってくれた。

彼の気持ちも嬉《うれ》しかったが、それ以上に若々しい行動力に感服した。さわやかな涼風のごとく翌日はミンスクを離れ、その後旅の途中からも、そして帰国後も、写真を添えて礼状を書いてよこしてくれた。このような礼儀正しく、豊かな感性と、国際的視野に富んだ若者が、次代の日本を背負ってくれることを心から願っている。

大人たちによるミンスク訪問グループの話も、少しばかり記しておこう。

八月初旬、青森県から「チェルノブイリ調査視察団」といういささかいかめしい名称の一行が、医療救援物資を運びながらミンスクを訪れた。それぞれ異なった職種でバランスよく構成された六名のグループであった。

彼らは長旅の疲れも何のその、連日精力的にあちこちを歩き回っていた。使命感に燃えたこの調査団の熱心さには脱帽した。もう少し肩の力を抜いて行動しないと、途中で疲れはててしまうのではと、密《ひそ》かに心配したほどである。

このグループは「青森・チェルノブイリ子ども支援ネット」を結成し、私も二回目の帰国の折、八戸、青森、弘前の各地で、現地からの実情報告の機会を与えていただいた。この「みちのく」の旅では、人情味溢《あふ》れる暖かい心を持った多くのすばらしい人々との出会いがあり、大変感動した。

一〇月初旬には、東京に事務局を置く「BHN支援協議会」というボランティア団体の一行がミンスクを訪れた。このNGOグループは、これまでロシアやウクライナの医療機関のために、無線システムの整備などを支援してきている。

今回のミンスク訪問は、ふたりの放射線科医も加わり、チェルノブイリ被曝《ひばく》者の診療事情や、ガンセンター附属の放射線関連の診断・治療施設の視察が主目的であった。

　彼らがミンスクを去る前夜、市内のレストランで夕食をご馳走《ちそう》になりながら、私自身のことについてもいくつかの質問を受けた。その話のなかで、学識豊かな理事長のA氏がこんなことを言われた。

「あなたがこのような医療救援活動を展開されている根底には、誰にも負けない技術を持っているという気持ちがあるのではないかと思うが、どうですか」

　私はそのとき、生意気にもこう答えてしまった。

「はい。少なくとも私の専門領域の外科治療技術や知識に関しては、国際的にもそれほど引けをとらないと思っています」

　するとA氏いわく、

「やはりそうでしょうな」

　実は、夏の始めごろから、自分がこのような形で円滑に病院活動ができるのは、たぶん私が外科医であるからだろうと考えるようになっていた。

　言葉も満足にできない医者やボランティア活動家などを相手にしているほど、今のこのセンターには時間的にも人的にも、そして経済的にも余裕はない。結局は私が国際水準の専門技術と知識を有しているから、院内のスタッフたちもそれ相応の対応をしてくれるのであろうと推測していたのである。

一一月に入り、A氏から丁重な礼状を頂戴《ちょうだい》した。そのなかの一節をご紹介したい。

「お会いしたときも申し上げましたが、日本の現状で一番悲しいのは、かつて多数いた開明的なリーダーの姿がほとんど見られないということです。しかし、先生やウクライナで会った日本人のなかにも、まだまだ輝いている人々を発見し、日本もまだまだ捨てたものではない。そのために老後の生活を捧《ささ》げても惜しくないと思えるようになりました。ベラルーシ・ウクライナ・ロシアとハードなスケジュールでしたが、今までになく元気に帰国することができました」

私の現在おこなっているささやかな行為が、一部の日本人の心のなかで、湖上の月影のごとく小さく揺らめいているとするならば、望外の喜びである。そのような意味で、八〇〇〇キロも離れた遠い日本から、わざわざベラルーシを訪れてくださる方々に、あらためて心から感謝したい。

病室での診察

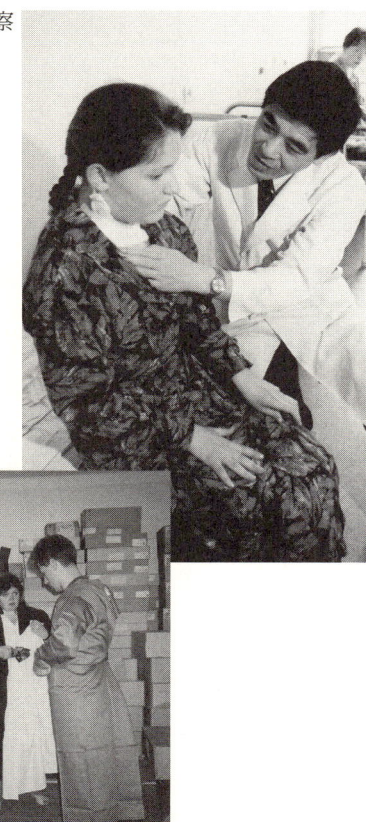

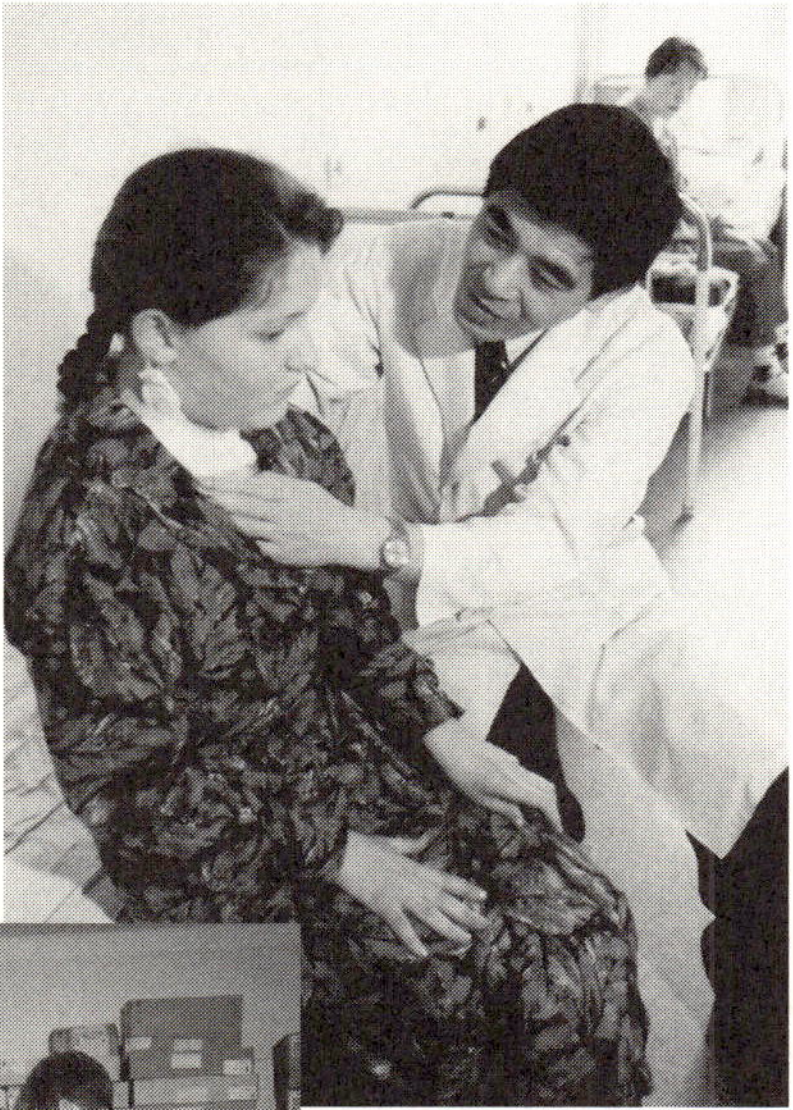

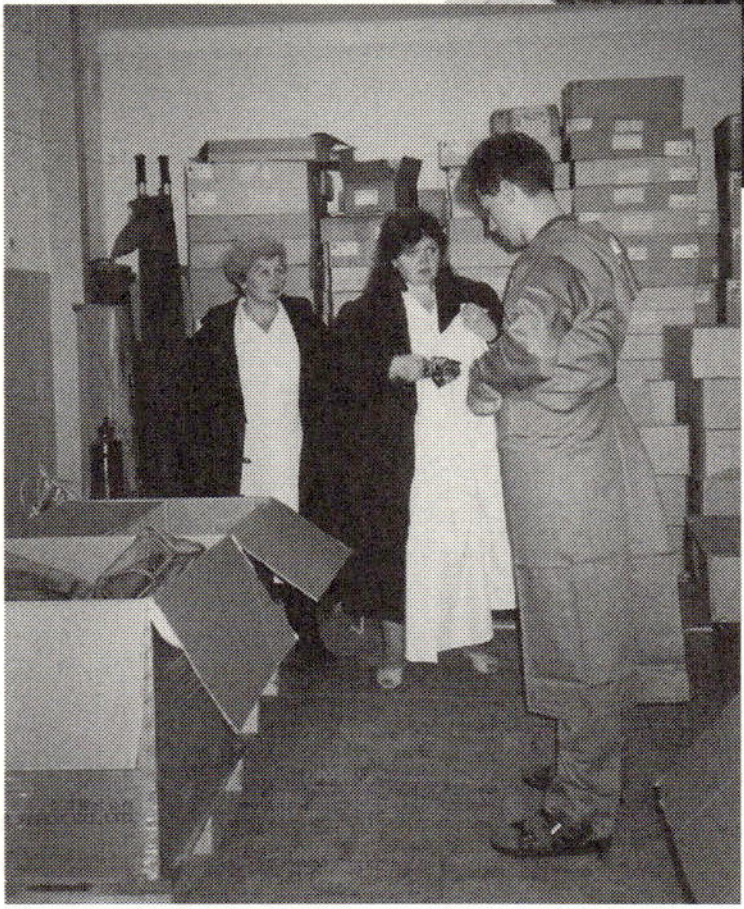

日本から贈られた手術着

六　人々の闘い

青年医師ヴィクターの悩み

「今朝、上級医のレベッカ院長から、厳しく怒られてしまった」

と、ヴィクターが手術中に深刻な表情で話してくれた。

「またか」

と私は思った。

この病院に来て一年近くがたつ。院長の文句は病院では日常茶飯事なので驚きはしないが、今日はひどかったようだ。ヴィクターはあまり詳しくは話したがらなかった。ただ、彼の話ぶりから察すると、彼自身にはあまり非がないようだった。

どうもこの病院の専制的ワンマン体制は、ここで働く職員にとって、外部の人間に対し多少恥ずかしく感じている節がある。しかしながら院長は、診療や病院の管理者として朝早くから夜遅くまで、びっくりするほどよく働いているのも事実だ。だからそれなりに権限も強大で、しばしば理不尽なことを声高にがなり立てもする。日本にもこういう類《たぐい》の人がいるにはいるが、最近はかなり減ってきた。

コンドラトーヴィッチ・ヴィクター・アレクサンドラヴィッチ。三〇歳。甲状腺《こうじょうせん》病棟主任医師。大変活動的で、早朝から夜遅くまで精力的に仕事をこなしている。勉強家でもある彼は、独学で英会話を習得した。

一九九五年には一〇日間ほど日本の医療施設を視察し、彼なりの日本観を持っている。それゆえ、とき折鋭い指摘をすることがある。もちろん日本をそれなりに評価はしている。

そして、九六年八月からこの病棟の責任者として働き始めた。私が本格的に甲状腺の手術に参加する時期にちょうど重なった。彼との出会いは私にとっても大変幸運であった。

ヴィクターは若さゆえ、日常診療のなかで多少突っ走るところもあるが、少なくともこの病院のホープであることは間違いないと思う。一日の手術が終わり、夕方の術前・術後回診を済ませると、彼の部屋でコーヒーを飲む。そして治療方針や日常のことを話しこむのが日課となっている。ヴィクターは手術のやり方を常に工夫し、患者にとってより良い方法をとり入れようと努力を重ねている。

たとえば皮膚切開、術創の縫合方法、リンパ節郭清の手術手技、反回神経や副甲状腺の損傷防止、ドレーンの入れ方など。

私は甲状腺ガン、とくに小児のガンに対し、国際的水準の優れた外科治療を実施するために、手術術式について彼と意見を交換しあうことが多い。

ヴィクターには大学で法律学を教える妻と、四歳になる息子がひとりいる。住居はワンルームのアパート。彼はいくつかの悩みを抱えているが、そのひとつは給料のことだ。朝から晩まであれだけ働いても、一カ月の給料は、合計額で一〇〇ドルばかり。この国の平均月給が五〇ドルだからまだよい部類ではある。

しかしここに、ひとつの奇妙なカラクリが存在する。

この病院(他の職場でも同様のことがあるらしい)には、ボーナス制度がある。日本の夏・冬のボーナスとはまったく異なる、毎月の労働奨励金のようなものだ。おかしなことだが、ボーナスの方が本来の月給の額を越えるときもある。極めて不可解な話である。ただしこのボーナスを得るためには、いくつかの条件を満たさなければならない。たとえば、「一カ月に最低一〇五例の手術をせよ」というようなことだ。

ヴィクターは、

「自分はお金よりも、きちんとしたガンの手術をすることの方が大切だと思う。でも、家族やワンルームの生活状況を考えれば、やはりもう少しお金が必要なんだ」

と言う。ボーナスは彼自身もベターライフのために欲しいようである。またこの制度は、他の若い医師や麻酔科医のみならず、病棟や手術場の看護師たちの分まで、病棟責任者の彼が考慮しなければならない規則になっている。もしヴィクターがボーナスを得るための計画を確実に遂行しないと、彼らから文句を言われ、最終的には病院を去らなければならない羽目にも陥る。

「だから、このベルトコンベヤー式手術システムは変えられないのです」

と、半ばあきらめ顔で話す彼が何とも気の毒である。

今日も恒例の夕回診を済ませたあと、彼の部屋に立ち寄った。コーヒーに五滴ほどのコニャックを混ぜてひと口すする。

「ヴィクター、ところで今日の悩みは？」

とからかった。すると彼は、

「センセイ（私は職員からこう呼ばれている）、どれから話そうかな」

と、苦笑いしながらきり返した。私がこの病院の食事について尋ねると、

「最近、病院食の内容がとても悪い。とくに夕食はサワーミルクだけ。あとは患者自身が持っている食料を冷蔵庫から出してきていっしょに食べるのです」

一瞬、よく理解できなかった。彼の説明によると、現在病院では食材を購入する費

用がないので、各自が調達しなければいけない。そのため、患者の家族たちが食料品をさし入れざるを得ないのだ。日本ではむしろこのようなことを、厳しく規制している。「所変われば品変わる」などと冗談を言っている場合ではない。これが現実なのである。

この話を聞いて、やっと理解できたことがひとつある。毎夕の面会時間が近づくと、見舞い客が手に手に大きな袋を下げて、暗い待合廊下に腰かけている光景をよく見かける。そうか、あの袋のなかには患者用の食料が入っていたのだ。

大人はそれでもまだよいとしても、遠くの汚染地域からの子どもたちはどうなっているのだろうかと心配になってきた。

「もちろん、親が数時間、電車に乗って持ってくることもあります。でも毎日というわけにはいかないから、ミンスクの近くに住む親戚《しんせき》や知人が持って来るんです」

と、彼は答えた。当たり前、仕方がない、と思えばそれまでなのだが、なぜか釈然としない。経済の窮乏は、まさに弱者を直撃しているのである。

またある日は手術の反省会となった。

「今日のナターシャは二回目の手術じゃないか。最初のときに、もう少しきちんとやってておけばよかったのではないのかなあ」

と私が言うと、彼は憮然《ぶぜん》とした表情で答えた。

「そんなことはわかっています」

「それじゃあ、なぜ初回の術式の不充分さを検討しないの」

と、私はたたみかけた。

「そんなこと言えませんよ。だって古い先生たちは、私なんかの話には耳を傾けてくれませんからね」

と吐き出すように言った。結局ふたりで合意した点は、少なくともわれわれの手術は、インターナショナルレベルでやっていこうということだった。このような姿はどこの国においても見られるのであるが、職場の古い体質や体制を変革することの難しさに意気消沈する彼を見ていると、私までため息がでてしまう。

いつものごとく“slowly, slowly and step by step（ゆっくり一歩ずつ）”そのあと“in the near future（近い将来）”と慰める以外に言葉がなかった。このあたりが、ある意味では外国人による医療救援活動の限界かもしれない。

ベラルーシ共和国となっても、まだ旧態依然たる非民主的体制が続いているこの国に、当分は急激な変化を期待するのは無理のようである。

ヴィクターは、ときどき私を「ミスター・フューチャー」と呼ぶ。

「チェルノブイリ事故の影響が今後減っていけば、甲状腺だけの外科医では生きていけませんよ」

と、ヴィクターは涼しい目元に憂《うれ》いの影を落として口を開いた。私は言葉が出なかった。彼はタバコを吸い、私はコニャック入りのコーヒーを飲んだ。

チェルノブイリの汚染による甲状腺障害患者がなくなることは、全世界の人々の悲願であり、これほどの喜びが他にあり得ようか！

しかし一方ではこんな悩みもあるのかと、またしても何か釈然としない気持ちで彼の部屋を出た。さっきまでのコニャックの心地よさが、急に空《むな》しく失《う》せていった。

ナースたちの願い

「私は魚のお料理を食べたいわ」

活動的なナースのアンジェリカは、はっきり自分の希望を告げてくれた。

ミンスク滞在も一年が過ぎた。今度の日曜日は、日ごろ何かと世話になっている甲状腺疾患病棟のナース三人を食事に誘うことにした。

日中の病棟でよく顔を見るのは、彼女たち三人だからだ。残念ながら彼女たちはまったくと言っていいほど英語がわからない。だから病棟で顔を合わせても、

「ズドラーストヴィチェ（こんにちは）」

と挨拶《あいさつ》を交わすくらいだけなのである。通訳なしでは意志の疎通《そつう》をはかるのが非常に困難なので平生より残念に思っていた。

そこへ、ちょうどこの時期日本から私を訪ねてきてくれたのが、某新聞社の記者Y君。彼はベラルーシにおける私の医療支援活動が一年経過したので、その成果や近況を取材するためにミンスクにやってきたのだ。Y君はロシア語をそこそこに話すことができ、病棟の様子についても取材を希望していた。私はこれ幸いとばかりに、自分も常日ごろ看護のことなどを知りたいと思っていたので、これまでのお礼も兼ねて夕食に誘ったのである。

場所は、市内のスペイン料理レストランに決めた。多少値段は張るが、この店は肉以外に魚介類のメニューも豊富でおいしい。日本人の口にもよくあうので、日本からのグループがミンスクを訪問するときは、いつもここを紹介する。彼らは連日、肉や

油っこい食事に攻められているせいか、このレストランの魚介類はすこぶる好評である。

新聞記者のY君はさすがに若い。レディを誘うのだからと、地下鉄の駅の花屋でバラを三本買い求めた。残念だが、私にはこういう配慮が欠けている。

三人は、それぞれに個性豊かに着飾って、約束の時間に現れた。ベラルーシは美人が多いと言われているが、このことは間違いないようだ。ただ私のような背もあまり高くない日本人が、こういう女性たちと席を同じくして会食することは、何となく不釣り合いな光景であるように思えた。

彼女たちは日常生活の中で、格調の高いレストランなどに出かける機会はほとんどない。なぜなら自分たちの月給が五〇ドルにも満たないので、しゃれた店での食事は考えられないようである。現に、日ごろ口数の少ないイリーナも、

「こんなレストランで食事するなんて、生まれて初めてよ」

と彫りの深い美しい顔を輝かせた。海の幸を肴《さかな》に、ワインのまろやかな味を楽しみながら、彼女たちとの会話に花が咲いた。

ころ合いを見計らって、私は普段感じていることなどを尋ねてみた。

それぞれの看護の経験年数は、イリーナが九年、アンジェリカは八年、ガリーナは

六年。年数から判断すれば、いずれもベテランナースと言える。

「いつも、何人のナースで病棟を看《み》ているの？」

「日勤のナースはふたりだけよ」

耳を疑った。甲状腺病棟のベッド数は五五床だ。

「エッふたり？　それじゃあ入院患者全員を、もれなく看護するなどとても無理でしょう」

「もちろんよ。そんなことはよくわかっているわ。でもこれは院長の方針だから仕方ないのよ。誰も何も言えないわ」

アンジェリカが多少むきになって、私をにらみつけるようにして答えた。

無理を承知でこの看護体制を継続せざるを得ないのが、今のベラルーシの医療現場だ。現状ではナースを増員する余裕などまったくない。

たしかに病室は五〜六人の大部屋ばかりで、個室はない。カーテンによる仕切りもない。ここではプライバシー云々《うんぬん》などと口走るのは、贅沢《ぜいたく》な要求かもしれない。だが一方で、この病院の看護体制から言えば、患者同士がお互いにチェックし合えるので安全なのかもしれない。そういえば先日も病棟で、手術を受けた当日の患者を、前日に手術を受けた患者がトイレまで連れて行く姿を見かけてびっくりした。ナースの方も別の患者の看護業務に追われ、黙認せざるを得ないのであろう。

勤務時間についても尋ねてみた。

「普通は一日八時間の仕事よ。でもあるサイクルで、夕方から朝にかけて働かなければいけないこともあるの（日本の準夜、深夜勤務に相当）。そのときは一六時間労働になるわ」

この場合も、ふたり体制なのだという。こんな勤務体制でよくやっているものだと感心もするが、恐怖をおぼえてしまう。欧米などの看護の先進国ではとても考えられない事態だ。かつて日本もそうであったと思うが、こういう異常な看護基準やシステムを変えてゆくには、いったいどこから手をつけていったらいいのかと、ワイン片手に思わず考えこんでしまった。

結局は経済の低迷混乱が、不採算部門である医療に大きな打撃を及ぼし、最終的には治療を受ける患者にしわ寄せが降りかかっているのである。

この病棟には、チェルノブイリ事故による高汚染地域から、甲状腺《こうじょうせん》の手術を受けるために紹介された子どもたちが、入れ替わりたち替わり入院してくる。一週間から一〇日もすると顔ぶれはがらりと変わる。

「ガンセンターに入院している間は、特別な薬以外はすべて無料なの。だからそんなに困らないと思うわ。でも手術後退院して、それぞれの家に戻ったあとは、薬代や検査費用に結構お金がかかって大変だと思う。それでも親たちは苦しい生活のなかから、子どものために何とかお金を工面しているのよ」

甲状腺ガンの場合、このセンターでは基本的に甲状腺を全部摘除してしまう。手術後は、合成甲状腺ホルモン製剤の内服が不可欠である。それも一生涯飲み続けなければならないのだ。また、血液中の甲状腺ホルモンの検査や、再発・転移の有無を定期的にチェックするため、超音波やX線撮影などの検査も欠かせない。日常生活を維持するだけでも大変なのに、そのうえこれらの医療費を捻出《ねんしゅつ》することは、今のこの国では家族にとってかなりの負担となる。

「ときどき、子どもたちの母親からの悩みごとの相談を受けるけれど、忙しくてなかなか親身に聞いてあげられないの。自分でもどうしようもなくてつらいわ」

と、イリーナ。

「入院中の子どもたちから相談されることもあるでしょう？」

と聞くと、

「もちろん。その多くは思春期の女の子たち。一番の悩みは結婚したあと子どもを産んでいいのかしら、と。やっぱり放射性ヨードの影響をすごく心配しているわ」

私も以前から、子どもたちの精神面、心理面での苦悩を非常に気にかけていた。この問題はこれからますます重要になっていくことは間違いない。やはり、早急に専門のカウンセラーやサイコセラピストの対応が必要である。チェルノブイリ惨事の余波はここにも及んでいる。

この事故の影響で結婚を案じたり、出産を恐れているという話を聞いていたが、やはり現実であった。最近は結婚年齢が少しずつ遅くなってきて、二二〜二三歳が平均的だとのこと。これら精神面でのストレスは、人口減少につながるこの国の存亡にもかかわるほどの重大な事柄である。私ひとりの杞憂《きゆう》にすぎなければよいのだが。

美女に囲まれたこの語らいのときも終わりに近づいた。

「今、何を一番望んでいるの？」

と聞いてみた。

「私は今、勤務を終えたあと、夕方から専門の臨床看護学の勉強をしていて、お休みは日曜日だけなんです。それが終わったらやっぱり結婚したいわ。経済的にあまり心配のない生活を送りたいなあ」

と、チャーミングなアンジェリカ。

「私は子どもの健康のこと。そして人々の幸せと平和」

と、子どもを持つイリーナ。

「うーん、無理だと思うけれど医者になれたらいいなあ」

子どもと母親と一緒に暮らすガリーナ。

それぞれが、必ずしも経済的、物質的には豊かではないが、今の自分たちの暮らしを大切にしていることだけはたしかだ。

このセンターでナースとして働く彼女たちにとって、現状では決して満足のいく看護をしているわけではない。そんなことは痛いほどわかっているのである。それではせめて自分のできることは何なのか。残念だが、彼女らもまだその答えを見出《みいだ》しかねているようだ。

金をふんだんに使って贅沢な看護をする必要などないが、少なくとも病む人たちが悲しい思いをする入院生活だけは、一日も早く改善されたらなあ、と願ってやまない。

その晩。ワインの余韻に誘われて、美しい夢を見た。そこには理想的な看護を受けながら、ベラルーシで入院生活を送る、年老いた私の姿があった。

アリョーナの涙、リョーバの我慢

「大きな声で思いっきり泣いてもかまわないんだよ」

私は本当にそう言ってやりたかった。

一二歳の女の子エレーナが、手術台に上ってから、突然こらえ切れずに小刻みに肩を震わせて泣き出した。声をたてないように一生懸命こらえている姿が、何ともいじらしい。

先日は一四歳のアリョーナだった。可憐《かれん》な瞳《ひとみ》を持ち、色白でなかなか美人の彼女は、甲状腺ガンの手術のため、高汚染地域から紹介されてきた。

手術前の回診では、少し大人びた笑顔を見せながら、恥ずかしがる様子もなく担当医の質問にはきはき答えていた。私が彼女の首のしこりを診察するときにも、丁寧な態度で微笑を浮かべ応じてくれた。手術の当日は、手術室入口の椅子《いす》に腰をかけ、自分の順番を待っているときも落ち着いた表情で、看護師と微笑《ほほえ》みながら会話していたほどだった。

彼女は名前を呼ばれると、しっかりした足取りで手術場に入って来た。指示にしたがい、ベッドに上がって仰向《あおむ》けになった。点滴の針が刺されるときも、にこやかな顔つきで耐えていた。すべての準備が整い、麻酔医が、

「さあ、それでは始めるよ」

と語りかけると、アリョーナは小さくうなずいた。しかしその瞬間、突然彼女の目頭がすーっと赤くなったのだ。二、三度瞬《まばた》いたあと、水晶のように澄んだ涙の滴《しずく》が両の目から一粒ずつポロッと流れ落ちた。そして一瞬、哀愁をおびた一四歳とは思えぬきれいな笑顔を見せた。泣きたい気持ちをじっとこらえているのが、その場に居合わせた者には痛いほど伝わってくるのである。

それは、悲しみの中で艶《あで》やかにくり広げられる、中世の絵物語を見ているような情景であった。

全身麻酔のかかったアリョーナは静かに眠り、ほどなくして彼女の透き通るような白い首に、メスが入った。

こんなやり場のない光景が、はたしてこれから先いつまで続くのかと考えると、暗《あん》澹《たん》たる気持ちになる。術前回診のときは、あんなにも笑顔を見せていたのに……。

不思議なことに手術室のベッドに上がると、多くの子どもたちが皆ほぼ似たような態度を示す。これもやはり必死で悲しみをこらえている姿なのであろうか。

手術場の窓ごしに見える、中庭の鮮やかな紅葉が、もの悲しく目に映る。

同じころ、もうひとつ悲しい出来事があった。首の両側にあるたくさんのリンパ節が腫《は》れ、進行甲状腺ガンにかかった七歳の男の子リョーバのことだ。彼の場合はチェルノブイリ事故後にミンスクで生まれているので、事故と彼の病気が明らかな因果関係を有するか否《いな》かは、現時点ではわかっていない。

学校の定期検診で、偶然ガンを発見されてここに紹介された。体は小さいが愛くるしい青い目をした人なつこい少年だった。たぶん、入院患者たちの間でも人気者だったろう。

同じ時期に入院していた他の子どもたちとも仲よく遊び、元気そうに動き回った。自分の病気がどんな性格で、これからどんな治療がおこなわれるのか、まったく意に介していないかのようにふるまっていた。術前回診のときも、少しも嫌がらず素直に診察させてくれた。

手術当日は、多少不安そうな目つきで椅子に坐《すわ》っていたが、名前を呼ばれるとひとりで手術台に上がった。リョーバはこのとき初めて、何か恐ろしいことが起こるのではないか、という表情を見せた。ベッドの上から何やら落ち着かぬ様子であちこちを見回していた。そして点滴の針を見た途端、少し汚れた小さな手の平で両目をこすりながら、泣きじゃくり始めた。だが看護師に、

「点滴だけは我慢しなさい」

と諭され、泣くのをやめた。

「一回だけだよね。本当に一回だよ」

リョーバは母親に甘えるような表情で、看護師の動作すべてを目で追った。注射針が皮膚を貫く瞬間、こぶしを固く握りしめ、ぎゅうっと目をつぶって耐えた。約束通り、一回で点滴操作が終了すると、それは嬉《うれ》しそうに顔いっぱいに笑顔を浮かべた。無理もない。七歳の子どもにとって、今のこの状況は、敵に周囲をとり囲まれたも同然、まさに絶体絶命の場面なのである。それにしても、あまりに痛ましい試練ではないか。

両方の耳の下から前頸部《ぜんけいぶ》にまたがって大きくU字型に、リョーバの細い首にメスが入った。予想通り、彼の手術はこの年齢の小児としてはかなり長い時間を必要とした。しかしとくに問題もなく、とにかく手術は無事終わった。術後は、重症患者管理室で経過を観察することになった。帰室後より軽度の呼吸異常を認めたが、管理室の医師

らは特別な処置は必要ないと判断し、対症療法で様子をみた。

ところが、である。夜半から呼吸困難がひどくなった。翌日の土曜日、受け持ち医が呼び出され、緊急の気管切開がおこなわれた。だが、そのタイミングは遅すぎたものと推測される。

リョーバは二度とその目を覚ましてはくれなかった。名前を呼んでも笑ってくれなかった。すでに彼の脳に異常が生じていた。肺炎も併発し、全身状態は時間を追うごとに悪化していった。気管切開の二日後には、脳浮腫《ふしゅ》の診断のもとにあわただしく専門の医療施設に送られた。

術後三週間目。リョーバの幼い命は永遠の彼方《かなた》に悲しく葬《ほうむ》り去られた。わずか七年の歳月というかけ足の生涯であった。あの人なつこいやんちゃなリョーバは、本当にもう戻ってこないのである。

「一回だけだよね。本当に一回だよ」

そう言ってリョーバは点滴を我慢した。あのとき、目にいっぱい涙を溜《た》めながら、真剣な眼差《まなざ》しで哀願した彼が、あまりにもかわいそうでならない。リョーバのありし日のあの声が、あの仕草が、折にふれ思い出されて仕方ない。

いくら運命のいたずらとは言え、第二、第三のリョーバを出すのはもうごめんである。それにしても、チェルノブイリ事故は本当にとり返しのつかないことをしてしまったのだと、今さらながら痛感している。

悲しみを抱えた家族

「残念ですが、ナターシャはガンでした」

その言葉を聞いた途端、黒い毛皮の帽子を深くかぶったままの母親の目は、みるみる涙でいっぱいになった。ひょっとしたら、と胸に抱いていたかすかな望みがはかなくも無残にうち砕かれ、まさに悲嘆のどん底に突き落とされた光景を見る思いがした。

執刀医のヴィクターは、それから彼女を自分の部屋に招き入れ、娘のナターシャの手術所見をこと細かに説明し始めた。

母親はヴィクターをくい入るように見つめ、ひと言も聞きもらすまいと全神経を集中させて彼の話に耳を傾けていた。退院後の生活上の諸注意、術後の定期検査の必要性、生涯にわたる甲状腺ホルモン剤内服の不可欠なこと、そしてこの病気の将来の問題点などについても、ヴィクターは冷静に、しかしいつものごとく、やや早口で話し続けていた。時間をかけた彼の説明が終わるや否や、ナターシャの母親も真剣な眼差しで矢継ぎ早やにいくつかの質問を浴びせた。

ヴィクターの応答に、ときどき必ずしも納得したとは思えぬ厳しい表情をあらわにした。涙のあとが悲しく痛々しく残っていた。

ヴィクターは、

「この病理組織型は、甲状腺《こうじょうせん》ガンのなかでも比較的悪性度が低いので、ただちに生命の危機にあるというわけではありません。あまり心配しすぎないように」

と、緊張しきった母親を慰め励ました。すべてが終わると、彼女は言いようもない寂しい顔で、

「ボリショイスパシーバ（大変ありがとうございました）」

と口にし、がっくりと肩を落として部屋を出たあと、静かにドアを閉めた。

ヴィクターは「また悲しみの家族がひとつ増えてしまった」とでも言いたそうな表情で、黙って窓外に目をやり、そっとタバコに火をつけた。こんな日は会話がはずむわけもなく、重苦しい雰囲気のまま、私も早々に彼の部屋を出た。

ナターシャの母親は、これから夜行列車に乗ってミンスクから遥《はる》か離れた汚染地の村へ帰っていくのである。

この打ちひしがれた思いを、いったいどこにぶつけたら晴れるのだろうかと、自分

たちの不幸せを恨みつつ、再び涙で頬を濡《ぬ》らしていることであろう。ナターシャの家庭の事情はよくわからぬが、母親だけが病院を訪れたということは、もしかすると父親がいないのではと、ちょっと気にかかる。なぜならばこの国では、かなりの割合でこのような家庭が多いからだ。チェルノブイリ事故が、二重にも三重にも家族の悲劇を生み出していることは否定できないのである。

一月の中旬。私はゴメリ州の病院から紹介されてきた、一六歳の女の子ヴァーリャの甲状腺ガンを手術した。思春期の彼女はやや気難しく、手術前も手術後も、あまり笑顔を見せず、口数も少なかった。私は遠慮しながら、術後の回診をした。ただ、経過は極めて順調で、手術後五日目に退院となった。

この日は彼女の叔母さんが迎えに来ていた。ふたりは退院の挨拶《あいさつ》のために、わざわざ私の部屋に立ち寄ってくれた。

驚くなかれ、入院期間中いつも不機嫌そうにしていたヴァーリャが、今日はやさしい笑顔を見せてくれた。そして、二度三度と「スパシーバ」と言ってくれたのである。私はようやく肩の荷が下りた思いでいっぱいになった。

ヴァーリャの叔母さんも何度もお礼を言いながら、私にチョコレートの箱を渡してくれた。だがそのとき、彼女の目に光るものが見えた。実は彼女の息子も、一年ほど前にこのセンターで甲状腺ガンの手術を受けたとのことである。ヴァーリャとは、いとこ同士になる。

リンゴの花が美しく咲く季節になったら、彼女の村を訪れることを約束して、ふたりを見送った。彼らもまた汚染地に戻ってゆくのだ。

それにしても、ヴァーリャの叔母が見せた涙は、姪《めい》が無事に退院できたことを喜んだ涙なのか、自分の息子の悲しみをヴァーリャに重ね合せた涙なのか、はたまたそれは汚染地域に生きる子どもたちの不幸に対する涙なのか。

私にはわからない。ただひとつだけ言えるのは、今なお汚染地に巣くう悲しみや不幸は、増えこそすれ薄らぐことはないという事実である。

同じころ、図らずももうひとつの不幸せな出来事に遭遇した。その日は手術のない木曜日であった。ヴィクターがひとりの美しい若い女性を連れ、私の部屋を訪れた。

彼女の名前はエレーナ・メリニチェンコ。一八歳。ゴメリ州の高汚染地域であるホイニキ地区に生まれ、昨年からミンスク市郊外の移住者用住宅に住んでいる。

実は、エレーナは九五年の八月に他の仲間三人とともに日本に招待されていた。その滞在中に友だちになった同年代の日本の若者が、薬草の入ったお茶を彼女に送ってきたのである。彼女がこの日センターを訪ねた目的は、そのお茶がガンに効くものかどうかを、私に聞きに来たのだった。私が医者だからという理由もさることながら、添付されている説明書が日本語であったからのようだ。

エレーナの話をよく聞いてみると、彼女の弟が三カ月ほど前にここで甲状腺ガンの手術を受けたとのことである。私は彼をよくおぼえていなかった。もっともこのような事情を前もって教えてくれていたら別だが。エレーナは弟の入院中、日本から来た外科医がセンターで働いていることを知ったのだと言った。

彼女の頭のなかは今、弟のことでいっぱいなのだ。

「もしこの薬草茶が抗ガン作用を持つのであれば、弟に飲ませたい」

と、真剣な表情で尋ねてくる姿に、弟への深い愛情を感じた。

「残念だけれど、このお茶自体には直接的な抗ガン作用はありません。飲んで悪いとは思えないが、あまり期待しないほうがよいでしょう」

私はエレーナにそう言った。科学的な根拠に乏しい事象に、いたずらに振り回されては気の毒だと思ったからだ。心情は心情。科学は科学。このあたりのことをわきまえることは、NGO活動の信頼性を維持する上で極めて重要なのである。

さて、もう一度エレーナの話に戻そう。

「チェルノブイリ支援運動・九州」という市民グループが、九五年六月に『わたしたちの涙で雪だるまが溶けた——子どもたちのチェルノブイリ——』という本を、日本語で出版した。私も日本で知人からこの本を頂戴《ちょうだい》し、偶然ミンスクに持ってきていた。

この本によると、九四年にベラルーシ社会エコロジー同盟「チェルノブイリ」が、原発事故で被災した子どもたちに作文コンクールを呼びかけたところ、五〇〇編以上が集まったと書かれている。

日本語版には、これらのなかから五〇編が収録されている。さらに優秀作が四編選ばれ、そのうちの一編がエレーナの書いたものだった。そして彼女は、日本を訪れることになった。

ここにエレーナの作文の一部を紹介したい。

『私は帰りながら、多くの悲しみや不幸を自分の肩に背負わざるをえなかった母のことを考えた。そしてチェルノブイリによって、破壊され、不幸にされた多くの人々の運命について考えた。とくに罪のない子どもたちがいまでも苦しんでいる。しかも彼らは、自分たちの幸せと健康を奪い去ったものが何者かさえ知らないでいるのだ。

これから先何年たっても、この悲劇は、社会生活、多くの人々の運命、すべての世代の記憶に消し去ることのできない痕跡《こんせき》を残すだろう』

エレーナの作文によると、事故後、彼女の村は有刺鉄線で囲まれ、誰もそこには住めず、村の人々は散り散りになってしまった。そして事故から二年たった八八年には、父、祖母、伯母が次々と亡《な》くなり、母の元に六人の子どもが残されたと綴《つづ》られていた。

ベラルーシでの生活が二年経過した今、医療者として彼らにできることは何だろうか。チェルノブイリとこの国の経済不況の狭間《はざま》で、改めて模索している私である。

七　希望

ゴメリ再訪

五月は、北国の長い冬が終わり、緑がいっせいに芽吹く、解放感の漂う何とも嬉《うれ》しい季節だ。私にとって、ベラルーシで二度目の春である。

私のチェルノブイリ医療支援活動に関するテレビドキュメンタリーの撮影が半年前から進んでおり、取材の目的で約二年ぶりにゴメリ州に行くことになった。そして、私の支援活動の原点であるチェチェルスク市への訪問も計画された。甲状腺《こうじょうせん》の精密検査のために日本に招いたことのある子どもたちと、久しぶりに再会し、検診をおこなうためである。

現在はミンスクに暮らすシュクロボト・ナターシャ（彼女のことは三章ですでに書いた）も誘ってのチェチェルスク行きとなった。

ナターシャはミンスクに移住してから三年が経過し、都会の生活にもずいぶん馴染《なじ》んできた。その後もときどき私のアパートを訪ねてくれている。ミンスクからゴメリに向かう列車のなかで、

「チェチェルスクは久しぶりでしょう。どんな気分？」

と聞いた私に、

「私は、もうミンスクで生活していくと決めてますから」

と、彼女は意外にも淡々としていた。

「チェチェルスクを訪問できることは、すごく嬉しい」

などという言葉を密《ひそ》かに期待していた私は、少々がっかりさせられたが、若者にとってはそんなものかもしれないと思いもした。

ところが、ゴメリから車に乗りかえ、チェチェルスクのまちが近づいて来たとき、それまで快活におしゃべりをしていたナターシャは、急に口数が少なくなった。

「あのあたりにおばあちゃんが住んでいたの」

と、彼女が遠く指さした村には、今は住む人もなく、朽ち果てた廃墟《はいきょ》ばかりが並んでいた。幼いころを回想しているかのように黙りこくったナターシャの目から、ぽろぽろと涙がこぼれ落ちた。そこには、列車のなかでのクールな表情はなく、ふるさとへの思いに胸をつき動かされる、ひとりの若者の姿があった。言葉よりも先に、正直で強い感情が溢《あふ》れたのだろう。やはり、ふるさとは厳然として彼女のなかに残っているのだ。

おさえきれないナターシャの涙を見ながら、私はなぜかホッとした。そして、これほどに大切なふるさとを、たくさんの人たちから奪ってしまったものへの憤《いきどお》りを新たにした。

久しぶりに再会した女の子たちは、目を見張らんばかりに麗《うるわ》しく、そして男の子たちはたくましく成長し、一瞬見分けもつかぬくらいであった。甲状腺の触診では、新たな異常所見は認められなかった。正直なところ胸をなでおろした。

検診のあと、皆でたんぽぽが咲き乱れる高台の公園で休んだ。

見はるかす広大な汚染地。しかしそんな大地にも、自然は忘れることなく命の萌《も》え出《い》ずる春を届けてくれる。それは、生きる希望と勇気を与えてくれるようだ。

イーナが一番最初に結婚しそうに見えた。

「式の時は僕を招待してくれるの？」

「もちろんよ」

彼女は青春の清らかな美を誇るかのような笑みを、顔いっぱいに浮かべ、私の腕をとった。若者たちの幸せと健康を、心の底から祈らずにはいられなかった。

今回のゴメリ訪問では、私が甲状腺ガンの手術に関わった患者に会うという目的もあった。そのひとりが、一六歳のヴァーリャである。一月に彼女が退院した別れ際《ぎわ》、リンゴの花が美しい季節になったら、ヴァーリャの村へ遊びに行くと約束をした。ベラルーシのリンゴ（ヤーブラキ）の花は、はっとするほど美しい。でもその咲きざまは、どこか悲しみを秘めているように映る。

私は約束通り、ヴァーリャの家を訪ねた。初めて会う両親も私の来訪を楽しみにしていてくれ、心からもてなしてくれた。だがひとたびヴァーリャの病気の話になると、お母さんの目からは涙がとめどなくこぼれ落ちた。

ヴァーリャの家族は、チェルノブイリ原発から一〇キロほど離れた村に住んでいたという。親戚《しんせき》もみな近くに暮らしていた。爆発事故当時、村の行政機関からは何も知らされず、事故後二週間はそれまでと同じ生活を送った。その後、急遽《きゅうきょ》ゴメリ市内の病院で諸検査を受けさせられたあと、家族と親戚は離れ離れになってしまった。ヴァーリャたちは、あちこちのキャンプ地やサナトリウムを転々とし、その年の秋、ようやく現在の地に移住したのだ。

ヴァーリャが一四歳の時、定期検査で甲状腺にしこりが見つかり、九七年一月の手術となった。手術後、家に戻った当初の彼女の体調は、あまり思わしくなかったようだ。

実は退院後、彼女は両親が隠しておいた病院からの手術報告書をこっそり見てしまったのである。

「私はもう長く生きることができない」

自分がガンであることを知り、ヴァーリャは悲嘆に暮れた。来る日も来る日も泣き明かしたという。お母さんは、娘のあまりの嘆きようになす術《すべ》もなく、苦しみの日々を送った。

「最近になって、ようやく少しずつ元気を取り戻してきたんです」

と、自らも病気がちなお母さんが話してくれた。

ヴァーリャは心のやさしい子で、母をよく助け、学業成績も優れている。私が訪ねる数日前に「チェルノブイリ身体障害者」に認定されたそうだ。今後一切の治療費用は無料になるのだが、なんと切なく、腹立たしく響く言葉であろうか。

移住したこの村も、軽度だが今も汚染されている。まっすぐに伸びたライ麦の畑は見渡す限り緑一色で、涙が出るほど美しい。

「ここが好きです」

ヴァーリャは遠くを見つめながら、はっきりした声で言った。たぶん彼女はここで結婚し、子どもを産み、一生を送るのであろう。

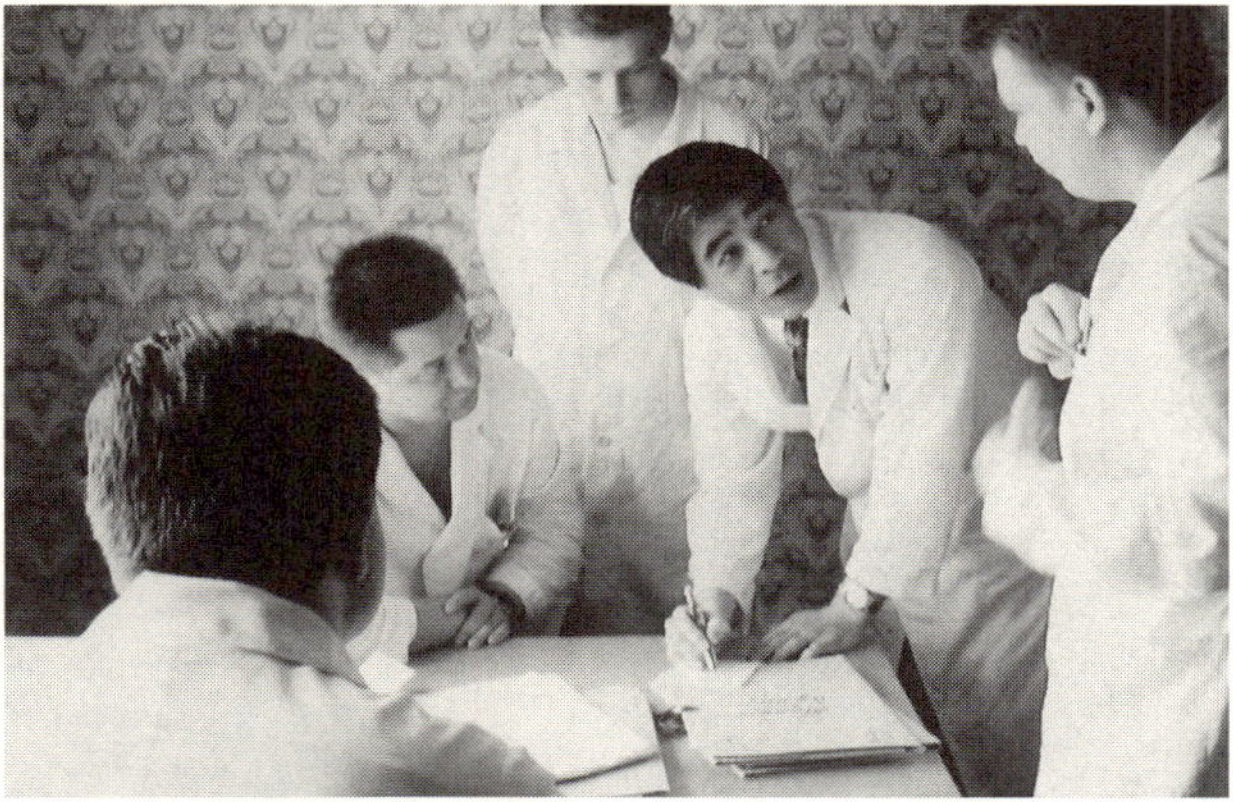

後に拠点としたゴメリ州立ガンセンターで、若手医師らと

私はうなずいたまま、何も言うことができなかった。

ベラルーシで感じた生

『新鮮な人生。

今朝、病院までのわずかな歩きのなかで、ふとそんな言葉が浮かんだ。

芽吹きのこの時期ゆえか……。

消耗し尽くした人生。磨耗した人生。

日本で感じたことのなかったこの感覚に、思わず笑みがこぼれてしまった』

九六年四月一二日の日記の冒頭に、こんなことを記している。また、七月八日の日記にはこう書いてあった。

『このところ、近道を通って病院に出かける。アパートを出ると短い距離ではあるが、緑に包まれた小径《こみち》を歩く。少し歩調を緩めて。

とても気持ちが落ち着く。

緑は目に対してだけでなく、精神的な面にも良い影響を与えるのであろうか。

あるいは目から入った視覚的刺激が、心や脳に伝えられ、その結果としてすすがしい気分になるのであろうか……。

まあどちらでもよい。少なくとも体に良いことだけは確かである』

こんな語句を並べて綴《つづ》った文章を読み返し、我ながら驚いている。

今思い返してみても、日本での生活は決して悪いものではなかった。少なくとも、医学をより深く極めたいという者にとっては、恵まれすぎた日々だったと感じている。しかし、そんなふうにして生きてゆくなかで、何かそれ以外の大切なものを置き去りにしてきてしまったのではなかろうか。

生活疲労や人生疲労を起こしていたのに、何ら修繕することもなく生きていたような気がする。こんな自分を振り返り、内心忸怩《じくじ》たる思いでいっぱいである。

「生きることの哀愁」とでも言おうか。

このような哀《かな》しい生活体験は、私のみならず、現在の日本人の多くが味わっているのではないだろうか。その意味で、思考中断現象を起こしたまま生きていることの空《むな》しさに、遅まきながらも気がついてよかったと思っている。

私は今この国で生活するなかで、おそらくこれまで日本では感じたり、気がついたりしなかった、実に多くの事柄を学ばせてもらっている。まさにこのときを、この瞬間を、ひとつひとつ大切にしたい。ベラルーシでの生活は私の残りの人生を、より豊潤にするための充電期間と考えている。

私のミンスク暮らしは、ある面から言えば危険を伴う暴挙のごとく見えるかもしれない。しかし、「人生」のあるいは「生き方」のリストラクチュア（再構成）に何ら躊躇《ちゅうちょ》せず飛びこみ、今その厳しい環境のなかにいる自分を、とき折なぜかいとおしく思うことがある。だがその反面、ベラルーシにおける己の生き様を常に振り返り、「よく生きる」ことのささやかな願望を実現するために、現在を懸命に生き、そしておおいに悩めと、おのが心にそっと語りかけてもいる。

「他人に与えた影響の総量が、その人の一生の価値を決める」

こんな一節を、かつてどこかで目にした。

これまで自分が歩んできた道をつぶさに回顧してみると、他人に対して思わしくない影響を与えてしまったことは数々あるが、好ましい影響を及ぼすことなどあったとはとても考えられない。誠に寂しく、恥ずかしい人生を過ごしてきた。まあしかし、そう悲観ばかりして己を痛めつけるのもほどほどにしておきたい。

多くを望むべくもないが、よい意味で人に何かしらの影響を与える生き方ができれば、まさに本望であり、これに勝る喜びはない。だがそれはあくまでも結果であって、目的ではないことも、心に充分留めておかねばならない。

昨年の末、二回目の一時帰国を終え、ミンスクに戻って来る際、私は高校時代の恩師であるK先生から一通の手紙を頂戴《ちょうだい》した。先生には世界史を懇切丁寧に教えていただいた。内容も豊富で、さらに話術に長《た》けていらしたので人気が高く、大変愉快に学ぶことができた。もっとも私の成績はあまり芳《かんば》しくなかったが。

高校卒業後は一度もお会いする機会がなかった。ところが、卒業三〇周年を記念する同窓会が母校で開催され、その折、実に三〇年ぶりに先生のお顔を拝することができた。

現在はすでに職を辞され、お手紙によると「文化的には極めて生産的な境涯」を送っておられる由《よし》である。「句を作り、連句の座に連なり、今年のように見事な秋には、毎日水彩の道具を抱えてスケッチに出ます」とも書かれている。人生の後半を、嬉々《きき》として豊かに過ごされている様子が目に見えるようである。

先生は毎月、ある俳句の結社誌に短い文章を書いておられ、近々発刊される号に寄せた原稿のコピーも同封してくださった。

ここにその一部を紹介したい。
タイトルは「チェルノブイリ」である。

『――（略）
そして去年、一九九五年。医学部のS助教授が職を投げうって、NGOの医療救援活動に身を投じ、ベラルーシの首都ミンスクに赴任するという記事が全国版のニュースになった。チェルノブイリは空中分解したソ連のウクライナ共和国の北端にあり、被害はむしろ北隣のベラルーシ共和国に多く、子どもたちの甲状腺《こうじょうせん》ガンもそこで多発しているらしいのである。彼は本気だったのだ。
今年の五月。一時帰国を新聞で知った私は、手紙を書いた。その朝の「折々のうた」で窪田空穂《くぼたうつぼ》を見たからである。空穂は松本の出身で、S君の住所も松本にある。
《経験をとほして信ず心よりの愛あるところ自由はあらず》
数日後、返事が来た。「そんな大それた事じゃありません」と書かれている。
――（略）
「本当に恥ずかしい限りの身勝手な行動です」という彼の言葉に偽《いつわ》りや気どりはないだろう。人類の現在を見るにつけて、その未来には極度に悲観的で、常日頃必要以上にイロニックな物言いをしている私は、S君のような教え子たちが、いつもそうした私を行動において批判してくれることを感謝せずにはいられない』

K先生の俳号は「山澗子」である。澗とは谷川のこと。手紙は「山深き清流に棲《す》む変人」ととっていただければ有り難い、と結ばれている。

いかにも先生らしい俳号だなあと思いつつ、三十数年前の、あの意欲に溢《あふ》れた胸のすくような授業の光景を懐《なつ》かしく回想した。

どちらかと言えば、物事を常に斜めからご覧になる皮肉屋の恩師が、このような情愛に満ちた表現で、できの悪かった私を評してくださるとは夢にも思っていなかった。だから、この便りを読み返すたびに、何となく背中がチクチク痛痒《いたがゆ》く感じてしまう。だが、少なくとも私の行動を痛烈に非難しているわけではないと考え、先生のお心を素直にそしてありがたく頂戴することにした次第である。

人間がこの世に生を享《う》け、それを全うする際の最も重要な課題は、「自分がどのような地位についたか」とか「どのような評価を得たか」ではなく、「自分は何をしたのか、自分はいかに生きたのか」ではないかと思う。今日に生きる我々は、このことを厳しく問われているのではなかろうか。

私たち人間は日々くり返す生活のなかで、刻一刻と「死に向かって」生きている。いくらもがいてもこれだけはまぎれもない事実だ。

しかしだからどうなんだ！

そう、やっぱりひとつぐらいはよいことをして、黄泉《よみ》の国に旅立ちたいものだなあ、とベラルーシでの生を慈《いつく》しみながら、密《ひそ》かな想念と向かい合っている私である。

濡《ぬ》れ落ち葉にならないためのリハーサル

「ふーん、シチューとはこうやって作るのか」

「ルウ」の入っている箱の裏に記載された「おいしい作り方」を読みながら、ひとりつぶやく。

今日は土曜日。ゆっくり時間があるので、午後からシチュー作りに挑戦した。初めての経験なので何となく緊張する。果たしてどんなふうに出来上がるのか、まったく予想がつかないからだ。その一方で、

「まあ失敗してもひとりだから、我慢して食べればいいや」

などと、多少開き直りの気持ちものぞく。

冷蔵庫から、買いおきの人参《にんじん》、玉葱《たまねぎ》、豚肉をとり出し、じゃがいもなどの材料も準備した。それから改めて「作り方」の説明文を、一語一句もらさず読み返す。まさに初めての実験にとり組むときと同じ心境である。

余談だが、私は野菜や果物を洗ったり、お米をといだり、食器洗いというのは、まったく苦にならない。しかし、包丁を使ったり、缶詰の蓋《ふた》を開けたり、油を使って料理することはあまり好きではない。好き嫌いというよりも、やや弁解がましくも聞こえるが、真面目《まじめ》な理由があるのだ。

私は外科医である。手術の前日に手の怪我《けが》をすることは、プロとしての心構えが欠如していることになる。不注意以外の何ものでもない。この態度は日本にいるときからずっと同じである。それゆえ、手仕事の際は原則として手袋をはめて事にあたっていた。ただ、運悪く怪我をしてしまった場合でも、日本でなら私の代わりの外科医がいるから助かるが、このセンターではそうはいかない。すり傷や切り傷を我慢してタワシのようなブラシでしっかり手を洗い、その上高濃度のアルコールで皮膚消毒するという、一連の無菌操作で感ずる痛さは、これまた格別だ。しかも、この消毒作業は手術の件数だけくり返すのだから、一度体験すれば、もう二度とごめんである。

私のアパートのキッチンには二種類の包丁が用意してある。よく切れるものと、少し切れ味の悪いものを。週末には前者を、そして手術日の前夜は後者を使うことにしている。それくらい慎重に気を配っているのだ。おまけに私は左利《き》きなので、包丁や缶切りを使うときは、人並み以上に緊張してしまう。

ささささて、シチューを作ろう。

1 フライパンにサラダ油大匙《おおさじ》一杯を熱し、ひと口大に切った肉を焦《こ》がさないように炒《いた》めてとり出す。

2 サラダ油大匙一杯を足し、乱切りにした人参や玉葱を焦がさないように炒める。(はじめ強火で約二分、その後弱火で約一〇分)

3 鍋に1と2、水一一〇〇ccを入れ、沸騰《ふっとう》後、弱火で約一五分煮込む……。

「そうか。料理は実験の要領でやればいいんだ。そんなに難しいもんじゃないなあ。しかし待てよ。実験には風味や見ばえや体裁は不要だが、料理はそこがポイントだ。やっぱり大変なことなんだ」

あれやこれやとひとり言を続けながら、手を切らないように、油で火傷《やけど》をしないようにと、私の「実験的シチュー作り」は着々と進んでいく。

ルウを割り入れ、充分に溶かし、再びとろ火で煮込む最終過程に入ると、自然に嬉《うれ》しさがこみ上げてくる。そんなたわいもないことで、と笑われそうだが、これまで専《もっぱ》ら「食べる人」に徹してきた者にとっては何と言われようと嬉しいのである。私にしてみれば、難しい手術をやり終えたときの気分に匹敵するほどだ。

「あ、食べられる」

これがシチューを口にしたときの第一声であった。味もまずまずだ。香りも悪くない。ひとり悦に入っている。

ところがよくよく考えてみれば、これは自分がつけた風味ではなく、すべて○○会社の「ルウ」のおかげなのである。そう気がついたとき、思わずひとり、声をたてて笑ってしまった。

「でもいいじゃないか。じゃがいもや人参は自分で皮をむいたし、豚肉の切り具合もなかなか結構じゃないか」

そう自分を慰めながら暮れなずむ空を眺め、お湯割りのコニャックをひと口静かに飲んだ。予想外のおいしさに、私は初めて作ったこのシチューをおかわりした。次のレシピに挑戦する意欲がわいてきた。

ミンスクで生活していると、日本は本当に凄《すご》い国だという思いを深くする。ただしこの場合の「凄い」は、決して単なる賛美だけではなく、「間違った豊かさ」とか「贅沢《ぜいたく》すぎる」という意味合いも包含している。

日本から当地を訪れる多くの方々は、私の日常生活、とりわけ食べもののことをとても気にかけ、いろいろな食料品を届けてくださる。感謝感激である。なかには「えっ、こんなものまでも?」と、びっくりするような食品も含まれている。

今の日本では、何かを揃《そろ》えようとあちこち探しまわれば、何でも揃ってしまうのであろう。要するにないものはないくらい便利で、結果として物余りの国に転じてしまったのである。物のない国や、自給自足で暮らしている人々から見たら、どんなにか羨《うらや》ましいことであろうか。しかし、本当にこれでいいのかと考えこんでしまうときもしばしばだ。

ミンスクに暮らす私の、ある夕べの食卓を紹介しよう。

里芋の煮ころがし、ごまの風味たっぷりのごぼう、ふっくらまろやかな煮まめ。まだある。お湯を注げばさっと仕上がるひじき煮に、乾燥野菜のホウレン草。圧巻は、中央アルプスの水を使ったカルシウムと鉄分たっぷりの高野豆腐の含め煮。これらすべてはインスタント食品である。私が慣れぬ手つきで作ったシーフード入り野菜炒めなんぞ、遠くにかすんでしまっている。

今夜のお米は秋田産の「あきたこまち」だ。油揚げの味噌汁《みそしる》にしようか、松茸《まつたけ》のお吸い物にしようか、その選択に悩む私の姿をご想像ください。

ここは本当にベラルーシ共和国なんだろうか？　いただいた吟醸酒をコップに注ぎながら私ははたと考えこんでしまった。

もっとも毎日がこういうわけではない。しかし、日本を遠くから批判しているものの、私はこんなにも多くの恩恵を受けているのである。身の縮むような複雑な思いにとらわれる。

もうひとつ。また日本の悪口になってしまうので、少し気が引けるのだが、こんな暮らしをしていると考えさせられる問題がある。

日本からの訪問者とお会いしたあとは、台所のゴミ入れバケツが途端にいっぱいになる。その主体は前述した食料品のパックや包装紙などだ。驚くべき現象である。資源のないわが日本よ、こんなふうに次から次へとホイホイ使い捨てにし続けて、将来大丈夫なのか。浮かぬ顔をしながら山となったゴミを片づける私である。

ミンスクでのひとり暮らしも、日を追うごとに快適になっている。「快適」とまで言うのは、少々オーバーな表現かもしれないが、自分で食事を作ったり洗濯をしたりと、順調な毎日であることはたしかだ。そんななかで、日本で耳にした「濡れ落ち葉」なる言葉が、とき折ふっと心に浮かんでくることがある。むろん私はこの言葉を好ましく感じてはいない。

たしかに濡れ落ち葉は、まとわりついて離れない。けれど、これを自分の連れあいに当てはめようとする女性たちもいただけないと思う。もちろん、男の方にもそう言われるだけの落ち度があることは認める。

だが、今日のような日本で暮らすかぎりは、よほど注意しないと数多くの企業戦士たちは、遅かれ早かれいずれは濡れ落ち葉になってしまうだろう。社会のなかに「濡れ落ち葉予備軍」がうごめいているのだ。ただ、少し見方を変えると、彼らを養成しているのは、ひょっとするとカルチャーセンターに通ったり、自分の趣味に深く入りこみ、ひとりだけで知識と教養と社会性を貯蓄している主婦層ではないかと訝《いぶか》ってしまうがどうだろうか。

男性たちは誰も好きこのんで濡れ落ち葉になろうと考え、日夜死にもの狂いで働いているわけではない。

このあたりを、賢くチャーミングな日本の女性たちに改めて省察して欲しいと願ってやまない。当然のことながら男性諸氏も、自分の生き方を洗い直してみる必要があるだろう。

そんなことをひとり黙して考えながら、「人生の」ではなく「夕食後の」洗いものを楽しんでいる。

私は濡れ落ち葉になりたくない！

たくましい女たち

今、日曜日の午前一〇時半をまわったところである。三階のアパートの窓から外を見る。街は閑散としている。いつもそうなのだが、土曜日、日曜日の日中は、通行人の数が極端に少ない。

私が住んでいるアパートは、スカリン大通りに面している。この目抜き通りはミンスク市街をほぼ東西に走っている。道幅は五〇メートル近くもあり、両脇《りょうわき》を街路樹で囲まれた六車線の美しい道路だ。

そのスカリン通りが、とにかく驚くほど静かなのだ。あるとき病院でその理由を聞いてみたら、次のような答えが返ってきた。

春から秋にかけての暖かい季節の間は、多くの人々は自分たちのダーチャ（「別荘」と訳すが、日本のように金持ちが所有するものとは異なる）へ畑仕事などに出かける。秋の終わりから冬にかけての寒い時期は、たぶんお金がないので家に閉じこもっているのだろう。

この話には、多少冗談めいたところもあるが、まあ当たらずとも遠からずだと思っていた。ところが、である。

ある日曜日の午前中、私は食料品などの買い出しで、メトロ（地下鉄）に乗って市内のカマロフスキー市場に出かけてみた。驚いたことに、駅から市場へと続く長い道は、人、人、人で溢《あふ》れている。

「なんだこれは」

と、思わず声が出てしまった。土、日曜日は、一般市民のかなりの割合を占める人々がここに集まってきているのではと、錯覚を起こしてしまうほどだ。

親子連れで、家族全員で、恋人同士でと、とにかく見わたすかぎりの人の波。急ごうとしても渋滞しているので、人ごみの間をすり抜けて歩くしかない。スカリン通りのあの閑散としている様子が嘘《うそ》のようである。

市場へ続く道路沿いでは、衣類、日用品、靴、果物、野菜など、いろいろな生活必需品を立ち売りしている。タバコや買いもの用ビニール袋だけを売っている人もある。彼らは一日中こうして立ち売りしているのだが、あれだけではたして儲《もう》けが出るのかなと、思わず心配になってしまう。

不思議なことに、売り子のほとんどが女性である。ときに子どもも見かける。年老いた女性は年金生活者であろうか。それ以外の女性たちは、おそらく副業をしているのかもしれない。彼女らの売っている物品には、なかなかセンスのよいものもある。それらは外国製品のことが多い。いずれにしてもこの熱気ある様子を見ただけで、「生きる」ためのしたたかさをひしひしと感じてしまう。

さて、ここでミンスクの観光名所のひとつとなっている、カマロフスキー市場のことを書こう。

ここはCOOP（cooperative＝協同消費組合）と呼ばれ、本来コルホーズ（集団農場）などで生産された食品や加工品を売りさばくフリーマーケットだ。ドーム球場ほどの大きさの屋根つきの建物である。一階では、主に食肉、ミルク、卵、パン、食用油、蜂蜜《はちみつ》、野菜、果物、魚介類などの生鮮食料品。そして二階は衣類や日用雑貨類、電化製品、花嫁衣装、土産物など、外国製品も含めてかなりの品数の生活必需品が販売されている。とくに食品は、あちこちのコルホーズから、農家の人たちがここに運んできて売りさばくそうだ。牛や豚の首から上が、そのままの姿で売られているのには、ドキッとする。

マーケットに一歩足を踏み入れると、雑踏の異様なざわめきが耳を襲う。そして次の瞬間、人いきれでむんむんするこの光景に唖然《あぜん》とする。すれ違う人々の表情は、どれもこれも真剣そのものである。そのなかを歩きまわりながら買い物風景をじっくり観察すると、売る側も買う側も生活がかかっているので、双方とも本気で何やら言葉を交わし合っている。こんな光景が、買い物客でひしめき合うあちこちで、くり広げられているのだ。

停滞する経済不況を、たくましく、そしてしたたかに生きぬくこの国の人々。それは、売り手側の顔のなかに、より強く見てとれる。

この生々しい生活劇の現場に身を置いてみると、ベラルーシの人々の生活の匂《にお》いや息吹《いぶき》がそこはかとなく胸を突いてくる。なかでも女性たちのたくましい生活力は、驚きよりも羨ましいくらいの迫力を持っている。彼女らの体力と気力が、この国を支えているのかもしれない。

雑談めくが、概して日本人は勤勉で礼儀正しい国民であると評されている。事実、その通りだと思う。一方、物事に執着したり、とことん討論することなどはあまり好まず、諸外国の人々と比べると、良くも悪くもいろいろな面であっさりしている。

ひとくちに国民性とは言うものの、この違いはどこから来るのだろうか。

私はその主要な原因のひとつに、食べものが関与しているのではないかと推測する。

彼らの食事の様子を見ていると、その量と内容にびっくりすることがある。男女の別なく、動物性蛋白質《たんぱくしつ》や、脂肪分に富んだ食品を好んで摂取する。そればかりか、ときにこちらが嫌悪感《けんおかん》をもよおすほどよく食べ、そして強い酒を一気に飲みほす。

そこへゆくと、日本人はかわいいものだ。炭水化物や植物性蛋白質などを主体とするあっさりとした食品を口にしたがる。それもちょびっとずつ。これじゃ、いくら頭脳労働はできても、体力気力で優るわけがない。

日本人の性格や態度がさっぱりしていて、執着心や執念深さに欠けるのは、本来の「蛋白質」ではなく「淡泊」質をとり過ぎるせいかもしれない。それも動物性ではなく、植物性の。

まあこんな冗談はさておき、日本人は素晴しい特性を持った優れた民族ではあるが、体力や気力面での欠陥は早急に見直すべきであろう。世界に冠たる「長寿」イコール「たくましい命」ではないのだ。

健康や体力を維持するという意味では、前述したダーチャの存在は不可欠である。旧ソ連の人々を語るとき、このことを欠かすわけにはいかない。

ミンスク市内の平均的な生活をしている人々は、国から支給された郊外の土地にダーチャを所有している。そのほとんどは彼ら自身で建てた家屋だ。家の周囲には畑を耕し、野菜や果物を栽培している。

時期が来ると収穫し、自分たちの食事となる。また、これらの農作物の一部はピクルスやオイル漬け、ジャムなどに加工して地下室に保存し、春夏秋冬、必要なときにとり出して食料にしているのだ。要するに、自給自足の形態をとっているわけである。

週末は家族でダーチャに出かけ、そこで大地と親しみ、まさに体力と気力を充分養うのである。健康面でも精神面でもこれほど素晴しいことはない。近年、日本でも「市民農園」として都市部に住む人々に土地を開放している自治体もあると聞く。大変結構な話であり、今後多くの地域に広がって欲しい。

また、ベラルーシでは多くの家庭が共働きである。したがって男性たちも妻によく協力している。休日は子どもや家族の面倒を見たり、家の修理をしたり、畑仕事に出かけたり、不思議なくらいよく動きまわっている。どこぞの国の会社人間のように、過剰労働のため、週末は哀れにも家でゴロゴロしたり、終日テレビ三昧《ざんまい》に暮れるといったことはないようだ。

実はこのような生活様式を主導しているのも、美しさとふくよかさを体いっぱいに秘めた、しっかり者のベラルーシの女性たちである。

誠に見事というほかない。

チェルノブイリ事故は悲しみと不幸以外の何ものでもない。だが、今私はこの国に住み、これらを乗り越える真の強さを、彼女たちの生き方のなかにはっきり感じとることができる。せめてもの救いであり、希望の光でもある。

おわりに――ベラルーシよ、一日も早く立ち直れ

ミンスクでの長期滞在を開始して以来、一年が経過したころから、ようやく私の医療救援活動の先行きに、ほんのり明かりが灯《とも》り始めてきた。

当初予想していたよりも、かなり順調なペースである。むしろ、円滑に進みすぎて怖いと思う。

もちろん、その歩みは遅々としている。しかし、医療現場の状況が確実に変化しつつある兆《きざ》しがうかがわれ、安堵《あんど》の念を深くしている。

それと同時に、効果的な国際医療援助の形態や方向性についても、少しずつ把握できるようになった。これは、この国に住んで初めて理解できたことでもあった。

正直なところ、この地にわたる以前には想像もつかなかった事柄や、予想外に遅れている医療システムの現状にあれやこれやと思い悩んだりもした。しかし、この支援

活動に対する私自身の基本姿勢、すなわち「あせらず、気負うことなく、地道に、自分のできる範囲で」というモットーが確固たるものであったので、淡々と、加うるに友好的な雰囲気のなかで仕事ができ、現在も続行中であることを、すこぶる幸せに感じている。

理想として求めている姿はまだまだ遠くにある。しかしその方向に向けて、これからも「スローリー、スローリー」を胸に一歩一歩歩んでいきたい。

とにかく、道のりは長い。

特別の事態が生じないかぎり、この先もう数年はベラルーシに滞在する予定である。日本全国各地から、温かく見守ってくださる多くの方々の親身な声援を背に、時をかけ、この活動を継続していこうと考えている。

私は今この本を書き終えるにあたり、もう一度「われわれは地球市民なんだ」という思いを強くしている。国境と呼ばれる壁を少しでも乗り越え、それがいつか大きな流れとなる日を望みつつ、このささやかな生きがい探しの旅をもう少し続けてみよう。

チェルノブイリの幼い子どもらよ。世界の仲間たちはいつのときもみんなの傍にいるから、安心してほしい。

最後に今回この本を書くにあたり、終始励ましと細部にわたる適切な助言をいただいた菅聖子氏、さらには私のベラルーシ滞在を最初からバックアップし、この単行本の出版をお勧めくださった株式会社「カタログハウス」社長斎藤駿氏、ならびに同社編集部の神尾京子氏に心から感謝申しあげます。

また、本書の編集全般にたずさわっていただいた晶文社の斉藤典貴氏にも深甚《しんじん》の謝意を表します。

一九九八年六月　ベラルーシ共和国ミンスクにて

菅谷　昭

新版あとがき

「まさか、一五年近くも前に書いた拙著が文庫版として再出発するとは！」——正直言って夢にも思っていませんでした。更に言えば、私が生きている間に、日本でこのような大きな原発事故が起こることも。国策として原発政策を推進してきたわが国の非常時の危機管理について、多くの国民は大丈夫だと信じ切っていたのではないでしょうか。

二〇〇一年六月、ベラルーシでの五年半にわたる医療支援を終えて帰国した私は、機会あるごとに次の三つのことを書いたり、申しあげたりしてきました。

一つは、これ以上、新たな原子力発電所を建設しないでほしい。同時に、現在稼働《かどう》中の原発の安全性に万全を尽くしていただきたい、ということ。

二つ目は、代替エネルギーの早急の開発に向け財源をシフトすべきことです。原発一基を建設するだけでも多方面の負担を含め莫大《ばくだい》な費用がかかります。わが国には優れた能力と技術力があるので、原発エネルギーに代わる再生可能なエネルギーの開発は可能だと思います。

三つ目は、私たちの現在の生活様式を見直す必要性についてです。電気の使い方など、より一層節電に努めるべきであります。

いずれも決してむずかしい注文ではなく、すぐにでも取りかかることが可能ではないかと思います。

結果論ではありますが、一つ目の後半のことが今回の大事故につながり、何とも残念でなりません。チェルノブイリの悲劇を二度と繰り返してはならないとの切なる願いもむなしく、今や、わが国は〝汚染国〟となってしまいました。かつて私は、ベラルーシの肥沃《ひよく》の大地を「汚染大地」と呼んできましたが、今、日本は海外から見れば、「汚染列島」と言われかねない状況にあります。

チェルノブイリの事故により汚染地と化した故郷を、政府の命令により為《な》す術《すべ》もなくもぎ取られた人々、そして子どもたちの悲嘆や絶望感をベラルーシでいやというほど見てきた私は、今から福島の将来のことを憂慮しています。

ベラルーシでは、一度はその地を離れても、今なお汚染の続く生まれ故郷に舞い戻ってくる人々がいます。彼らは「サマショーロ（わがままな人々）」と呼ばれています。何と切なく、悲しく響く言葉でしょう。

しかし、今や、これは人ごとではありません。福島では警戒区域や計画的避難区域の住民の中に、いつの日か同じ思いを、まさに望郷の念絶ちがたい思いを抱く方々が出てくる可能性は否定できないと思います。その時、私たちはその方々を「わがままな人々」などと呼ぶことは決してできません。ここが放射能災害と自然災害とで大きく違うことのひとつです。これは、人間が「生きる」ということの原点を揺るがすほどの危機的な問題につながるものではないでしょうか。

このような事象に直面するとき、改めて、日本国民自身が「放射能被害の怖さ」について、果してどれほど重く受け止めていたのかが問われることも事実であると思います。何といっても、世界で唯一《ゆいいつ》の被爆国に住むわれわれなのですから……。

返す返すも残念ではありますが、「日本は汚染国になってしまった」という現実を、私たちは真正面から受け入れる姿勢を持って、これから相互に支えあいながら、特に子どもや妊産婦の命を守ることを大人の責任として努めつつ、生きていかなければならないと痛感しています。

そして、決して下を向くことなく！

原発事故から二カ月がすぎた五月半ば、「計画的避難」のまっただ中にある福島県飯舘《いいたて》村を訪ね、大変な選択に悩み苦しんでおられる村長さんらと意見交換をしてきました。また福島市では、子どもの安全、安心な環境での成長をひたすら願い、放射能汚染による影響を心配する保育園児のお父さんやお母さんたちとの懇談の機会を持ち、私からは、どうか冷静に、でも警戒を怠ることなく、幼い命を守って欲しいと呼びかけました。ベラルーシでの私の経験を活《い》かしてもらえるならば、これからも、できる限りのことをしていきたいと決意を新たにしているところです。

終わりに、この度の文庫版の刊行にあたり、池上彰氏より心あたたまる激励の「解説」を賜り、深く感謝を申しあげます。併せて、終始適切なご指示、ご助言をいただいた新潮文庫編集部の草生亜紀子氏に心より御礼申しあげます。

二〇一一年五月　　松本にて

菅谷　昭

解説

池上彰

旧ソ連（ソビエト社会主義共和国連邦）時代に起きたチェルノブイリ原発事故。遠い場所で起きた、遠い出来事。旧ソ連という非人間的な体制で起きた信じられない事故。そう思ってきたのに、まさか同じ「レベル7」という深刻な原発事故が、わが日本でも起きてしまうとは。

奇《く》しくもチェルノブイリ事故から二五年になる直前の二〇一一年三月、東北地方を襲った地震と津波は、東京電力福島第一原子力発電所の原子炉を全電源喪失に追い込み、放射性物質の拡散を引き起こしました。

それでも当初、私は、「まさかチェルノブイリのようにはなるまい」と高を括《くく》っていたのですが、放射性物質の排出が続き、避難地域が拡大するにつれ、チェルノブイリを想起せざるをえませんでした。

原発周辺にいた子どもたちの健康は、どうなるのか。避難地域に指定された場所の外側で、これからも暮らす子どもたちの健康は、本当に大丈夫なのか。心配でなりません。

では、チェルノブイリの事故の後の子どもたちは、どうなったのか。この書は、いまこそ読まれるべきものです。

著者の菅谷昭さんは、一九九五年、信州大学医学部の助教授（現在の准教授）の職を投げうって、翌年、ベラルーシの国立甲状腺《こうじょうせん》ガンセンターに飛び込みます。この本は、ここでの五年半の診療記です。

一九八六年四月に発生したチェルノブイリ原発事故は、旧ソ連を構成する共和国のひとつだったウクライナ共和国で発生しました。無謀な実験と運転員のミス、それに燃料棒の設計ミスなどにより、原子炉が暴走。水蒸気爆発を起こして、大量の放射性物質が大気中に撒《ま》き散らされました。

これは放射能の雲となって、折からの南東の風に乗り、ウクライナの隣の白ロシア共和国の上空を通過。地上を汚染しました。

ところが当初、この事故を、秘密主義だった当時のソ連は隠蔽《いんぺい》します。このため住民の避難が遅れました。

上空から放射性物質が降下しているのも知らずに、子どもたちは外で遊んでいました。この子たちが、やがて次々に甲状腺ガンを発症することになるのです。

甲状腺は、子どもの成長に欠かせない甲状腺ホルモンを作り出します。そのときにヨウ素が必要となりますが、放射性ヨウ素が体内に入ると、甲状腺は、通常のヨウ素と区別できないので、そのまま取り込んでしまいます。体内に入った放射性ヨウ素は、放射線を出し続けます。これが内部被曝《ひばく》です。これがやがてガンを引き起こしやすくします。

事故の直後、ソ連とは別の独立国で白ロシアの西隣のポーランドは、いち早く子どもたちに無機ヨード剤を服用させたため、甲状腺ガンの増加は報告されていません。無機ヨード剤を投与すると、これが甲状腺に入って、後から来る放射性ヨウ素の侵入を防止する効果があります。政府が迅速な対策をとったかどうかが明暗を分けたのです。その点で、福島第一原発事故の直後の対処法が妥当だったかどうかが問われます。

一九九一年にソ連が崩壊すると、白ロシアはベラルーシとして独立します。しかし、ソ連崩壊と独立の混乱の中で、ベラルーシの経済は低迷。医療水準は低いままです。

手術室に気密性はなく、外から虫が入ってくるほど。切れないメスとハサミ、ものをつまめないピンセット、壊れた手術台。ベルトコンベアー式に次々に行われる杜《ず》撰《さん》な手術。中途半端《はんぱ》な手術のため、二度も三度も手術を受ける羽目になる子どもたち……。

医療従事者の給料も低く据え置かれ、医者や看護師は、仕事が終わるとアルバイトで生計を立てる有様です。その一方で、甲状腺ガンに苦しむ子どもの数は増えるばかりでした。

これを知った菅谷さんは、現地に何度も小児検診に足を運ぶうち、本格的な診療・治療のためには住み込むしかないと決断。安定した職を捨て、家族を松本に残して、単身乗り込んだのです。

その思いを、菅谷さんは、こう書き記します。

「一度しかない人生を歩むとするのなら、己がどう生きたかが一番重要なのではなかろうか」

菅谷さんは、ベラルーシで一番のはずの甲状腺ガンセンターが、設備がお粗末なばかりでなく、手術のレベルも国際水準に比べて大きく遅れていることに衝撃を受けます。

甲状腺ガンの手術の際、首の下に大きく醜い傷跡が残るような形で手術が行われていたからです。肌が透き通るように白いベラルーシの子どもたちにとって、実に残酷な手術でした。

　この様子について菅谷さんは、「現在の日本や欧米でおこなわれている手術手技と比較すると、少なくとも一〇年、あるいはそれ以上も前の術式でおこなわれている」と書いています。

　ただし、この表現には注意が必要です。菅谷さんは謙遜《けんそん》して、こう言っているからです。菅谷さんの手術の技術は世界のトップ水準であり、それから見れば、ベラルーシの技術が大きく立ち遅れているということなのです。菅谷さんの手術は、首の皺《しわ》に沿ってメスを入れ、手術の痕《あと》は、ほとんど目立ちません。これは、思春期を迎えた子どもたちにとっては、大変重要なことでした。

　菅谷さんの腕前については、二〇〇三年五月に放送されたＮＨＫの「プロジェクトＸ」の「チェルノブイリの傷　奇跡のメス」で紹介されています。菅谷さんも、この本の中でさらりと触れていますが、国際水準の腕前を持っていたからこそ、患者に感謝され、ベラルーシの医療チームにも温かく受け入れられたのです。

　ベラルーシに住み着いたことによる、現地の人々との交流も、この本の見所です。旧ソ連時代の流儀を引く仕事ぶりに驚き呆《あき》れながらも、意外に合理的であることを発見したり、スラブ人らしい(?)アルコールの強さにたまげたりと、日本との文化の違いを感じながらも、ベラルーシの良さを見出《みいだ》すところは、菅谷さんの人柄を感じさせます。

菅谷さんは、多くの患者に感謝されながら、二〇〇一年に帰国。その実績と人柄が見込まれて、長野県衛生部に採用され、翌年、衛生部長に就任します。

二〇〇四年には、市民に押されて松本市長選挙に立候補。見事当選を果たし、四年後に再選されました。ここでもまた菅谷さんは、「一度しかない人生を歩むとするのなら、己がどう生きたかが一番重要なのではなかろうか」と思ったのではないでしょうか。

この書を読んだ人たちは、自分の生き方についても、考えさせられるのです。

松本市長に当選すると、すぐに自身の早期胃ガンの手術をすることを公表するドラマが待っていましたが、その後は健康状態も良好です。

菅谷さんは、市役所のホームページで、市長交際費の内訳をすべて公開すると共に、市長の健康状態についても、市民が知るべき重要な情報だとして、人間ドックの診察結果まで公開しています。市民にすべてを公開する。ここに、ベラルーシの子どもたちに対してとったのと同じ誠実さが見られます。

その菅谷さんは、福島第一原発の事故について、子どもたちの健康への影響を心配し、チェルノブイリの子どもたちを診た経験を元に発言を続けています。
とりわけ、事故を受けての「新版に寄せて」には、彼の危機感が滲《にじ》み出ています。日本の子どもたちが、ベラルーシの子どもたちのような思いをしないで済むためにも、菅谷さんの発言を重く受け止める必要があるのです。

（二〇一一年五月、ジャーナリスト）

この作品は一九九八年八月晶文社より刊行された。

NHK「東海村臨界事故」取材班

朽ちていった命
—被曝治療83日間の記録—

大量の放射線を浴びた瞬間から、彼の体は壊れていった。再生をやめ次第に朽ちていく命と、前例なき治療を続ける医者たちの苦悩。

池上　彰　著

ニュースの読み方使い方

〝難解に思われがちなニュースを、できるだけやさしく嚙み砕く〟をモットーに、著者がこれまで培った情報整理のコツを大公開！

池上　彰　著

記者になりたい！

地方記者を振り出しに、数々の事件を取材し、人気キャスターに。生涯一記者として情熱を燃やし続ける。将来報道を目指す人必読の書。

NHKスペシャル取材班著

グーグル革命の衝撃
大川出版賞受賞

人類にとって文字以来の発明と言われる「検索」。急成長したグーグルを徹底取材し、進化し続ける世界屈指の巨大企業の実態に迫る。

共同通信社社会部編

沈黙のファイル
—「瀬島龍三」とは何だったのか—
日本推理作家協会賞受賞

敗戦、シベリア抑留、賠償ビジネス——。元大本営参謀・瀬島龍三の足跡を通して、謎に満ちた戦後史の暗部に迫るノンフィクション。

熊田忠雄著

そこに日本人がいた！
—海を渡ったご先祖様たち—

交通手段も情報も乏しい時代に、新天地を求め、島国日本を飛び出した勇者たち。その足跡と人間ドラマを追う、感動の日本人渡航史。

熊谷徹著
びっくり先進国ドイツ
ドイツは実はこんな国！ 在独十六年の著者こそが知る、異文化が混在するドイツの意外な楽しみ方、そして変わり行くその社会とは。

熊谷徹著
あっぱれ技術大国ドイツ
ドイツの産業はなぜ優秀？ 発明家を多数生み出した国民性や中規模企業が支える経済の現状を、在独20年の著者がつぶさにレポート。

大野芳著
8月17日、ソ連軍上陸す
―最果ての要衝・占守島攻防記―
最北端の領地を日本軍将兵は、いかに戦って守り、ソ連の北海道占領を阻んだのか。「終戦後」に開始された知られざる戦争の全貌。

梯久美子著
散るぞ悲しき
―硫黄島総指揮官・栗林忠道―
大宅壮一ノンフィクション賞受賞
地獄の硫黄島で、玉砕を禁じ、生きて一人でも多くの敵を倒せと命じた指揮官の姿を、妻子に宛てた手紙41通を通して描く感涙の記録。

開高健著
地球はグラスのふちを回る
酒・食・釣・旅。――無類に豊饒で、限りなく奥深い〈快楽〉の世界。長年にわたる飽くなき探求から生まれた極上のエッセイ29編。

沢木耕太郎著
凍
講談社ノンフィクション賞受賞
「最強のクライマー」山野井が夫妻で挑んだ魔の高峰は、絶望的選択を強いた――奇跡の登山行と人間の絆を描く、圧巻の感動作。

井上ひさし著

新釈遠野物語

遠野山中に住まう犬伏老人が語ってきかせた、腹の皮がよじれるほど奇天烈なホラ話……。名著『遠野物語』にいどむ、現代の怪異譚。

井上ひさし著

父と暮せば

愛する者を原爆で失い、一人生き残った負い目で恋に対してかたくなな娘、彼女を励ます父。絶望を乗り越えて再生に向かう魂の物語。

西村淳著

面白南極料理人

第38次越冬隊として8人の仲間と暮した抱腹絶倒の毎日を、詳細に、いい加減に報告する南極日記。日本でも役立つ南極料理レシピ付。

西村淳著

面白南極料理人
笑う食卓

息をするのも一苦労、気温マイナス80度の抱腹絶倒南極日記第2弾。日本一笑えるレシピ付。寒くておいしい日々が、また始まります。

西村淳著

身近なもので生き延びろ
―知恵と工夫で大災害に勝つ―

現役海上保安庁職員であり、厳しい南極の冬を二回も経験した著者が、誰もが近々遭遇するかもしれない大災害への対処法を伝授する。

中村尚樹著

奇跡の人びと
―脳障害を乗り越えて―

複雑な脳の障害を抱えながらも懸命に治療に励む本人、家族、医療現場。〝いのち〟、〝こころ〟とは何かを追求したルポルタージュ。

西川治著
世界ぐるっと朝食紀行
旅先の朝食は最高。うまいだけじゃない。その国のことをさらに深く教えてくれるのだ。カラー写真満載で綴る世界各国の朝食の記録。

西川治著
世界ぐるっと
ほろ酔い紀行
ベトナムのドブロク、沖縄の泡盛。ギリシャではウゾーで乾杯、ローマでグラッパに潰れる。写真満載でつづられる世界各国の酒と肴。

西川治著
世界ぐるっと肉食紀行
NYのステーキ、イタリアのジビエ、モンゴルの捌きたての羊肉……世界各地で様々な肉を食べてきた著者が写真満載で贈るエッセイ。

中村智志著
大いなる看取り
—山谷のホスピスで生きる人びと—
ドヤ街にホスピス？　元板前、元731部隊員、元やくざ……。そこには「おくられる人」と「おくる人」の人生ドラマが詰まっていた。

曽野綾子著
貧困の光景
長年世界の最貧国を訪れて、その実態を見続けてきた著者が、年収の差で格差を計る〝豊かな〟日本人に語る、凄まじい貧困の記録。

曽野綾子著
二月三十日
イギリス人宣教師の壮絶な闘いを記した表題作をはじめ、ままならぬ人生のほろ苦さを達意の筆で描き出す大人のための13の短編小説。

新版 チェルノブイリ診療《しんりょう》記《き》

福島原発事故への黙示

新潮文庫　す－25－1

平成二十三年七月一日発行

著者　菅《すげ》谷《のや》昭《あきら》

発行者　佐藤隆信

発行所　株式会社 新潮社

郵便番号　一六二—八七一一
東京都新宿区矢来町七一
電話 編集部(〇三)三二六六—五四四〇
読者係(〇三)三二六六—五一一一
http://www.shinchosha.co.jp

価格はカバーに表示してあります。

乱丁・落丁本は、ご面倒ですが小社読者係宛ご送付ください。送料小社負担にてお取替えいたします。

印刷・株式会社光邦　製本・憲専堂製本株式会社

ISBN978-4-10-134641-0 C0195